真に受けると損をする

医療常識のうそ？ほんと？30

小田切恵三郎
ODAGIRI KEIZABURO

幻冬舎 MC

はじめに

本を手に取ってくださりありがとうございます。

この本を読んでくださっているあなたは、医療情報に関心をおもちの方だと思います。パソコンやスマートフォン、テレビでいろいろな情報が得られる今、その情報が正しいのか迷ったり、時には不安になったりしているかもしれません。

私は上石神井《かみしゃくじい》で18年、開業医として医療に従事しています。専門は耳鼻科医なのですが、比較的早いうちから自分自身は「コロナ対処法を見切った！」と思っていました。それは、コロナを治せるという意味ではなく、どれくらいの症状までなら自分のクリニックで診ることができ、どの段階から専門病院に任せないといけないかということを、明確に分けることができたという意味です。明確な基準があるから、なんの恐れもなく自信をもってやってきました。

そんな私から皆さんにお伝えしたいのは、医療に限らず、いろいろな情報が氾濫している現代は不安もいっぱいな時代ですが、正しい知識をもって、少し視点や考え方を変えてみたら、そんなに心配することもないですし、時には自信をもった判断につながることもあるということです。

そこで、この本では皆さんの気づきのきっかけになるように、さまざまな医療の話に対して私の考え方をまとめています。

医療の話といっても難しくはありません。

この本を読む時間が、いろいろな意味であなたの心をくすぐって、あなたの心のどこかを満たせるような、そんな時間となりますように。

なお、本書籍では新型コロナウイルス感染症（COVID－19）をコロナと略して表記しています。

真に受けると損をする　医療常識のうそ？ ほんと？30　目次

［序　章］

大げさなニュースや利己主義の広告にあふれている現代うそかほんとか分からない情報が人の心を追い詰める

世に出回る情報の不確定さ、知ることからくる不安

現代人は、テレビやインターネットで健康や病気の情報を得る機会が多くなっています。しかしそのなかには正しい情報もあれば、もうちょっと違う観点で見れるんじゃないかなと思うものもあります。

民放のテレビは企業CMによる収益で成り立っています。当然、スポンサー企業の商品や考え方を否定する内容は放送できません。むしろスポンサーの好感度が上がるような、商品が売れるような話題を盛り込む必要があります。つまり、放送内ですばらしい商品と解説されていても、それが事実なのか、それともスポンサーへのお膳立てみたいなとらえ方ではないのか、ちょっと考えてみてください。

私は、世の中に出回っている数えきれないほどの健康や医療に関する情報が人々の心をざわつかせていると、コロナ禍を経てつくづく感じるようになりました。

発熱ひとつとっても、コロナの流行以降、私のクリニックに受診してくださる患者さん

にも、過剰な不安を感じている方がしばしばいらっしゃいます。少し熱があるだけでも「コロナかな?」「インフルエンザだったら大変」と、不安が駆り立てられて受診される方もやや多くなっているような気がします。テレビの報道や国の要請が結果的に皆さんの不安を増長している部分があるようにも思います。

不安を解消して安心して暮らすために

医師として、私が最も大切にしているのは、私のクリニックに来てくださる患者さん一人ひとりの不安を取り除き、安心して生活できるように支えることです。そのために診断と治療を続けています。

そして医療を提供するために、私はどこまでが自分で闘えて、どこからが専門病院に任せないといけないかを、自分なりに明確な基準をもっています。ゆるぎない基準があるので、なんの不安もありません。不安とは、漠然とした恐怖です。あいまいな感じで、将来のことを考えています。あいまいなことをはっきりさせて、今を生きれば克服できます。

さらに、分かっていないことは分かろうとせず、これは分かってはいないことなんだとはっきり認識することも大切な時があります。

しかしマスコミの情報や人の意見といったようなふわふわしたものを根拠に生活していれば、混乱してしまい、不安になるのではないかと思います。

皆さんを不安にしたり、疑問を感じさせたりするものは、コロナだけではないと思います。そんな巷にあふれかえる健康と医療の情報を私なりに分析して、信じてよいのか、信じてはいけないのか、こういう考え方でいいのではないか、などをお伝えしたいと思います。

ただし、医療は日進月歩で進化をしていますし、ある人にとっては有益なことが別の人にとっては危険な場合もあります。ですから、この書籍で伝える「本当」は、「たぶん、本当」であり、「嘘」は「嘘かもしれない」と認識してください。

皆さんが勘違いしてきたかもしれない不安が解消されて、明るく、楽しく、安らかな気持ちで日々を過ごせるようになればうれしいです。

［本章］

まことしやかに語られる「医療の常識」の数々……お医者さんが教える、真に受けると損をする「医療常識」のうそ？ ほんと？30

①「喉が痛い？　風邪ですね」…うそ

・風邪？

喉がイガイガする、ヒリヒリする、唾を飲み込むと痛いなど、喉に違和感を覚えると、たいていの人は「風邪をひいたかな？」と疑います。内科クリニックに行くと、聴診器で胸の音を聞き、口を「あーん」、医師は口の中をのぞき込みます。そして

「風邪ですね」

と、診断を下し、喉の炎症を抑える薬や咳を止める薬が処方されます。そして、患者さんも「ああ、風邪ですね」と納得して帰ります。この流れ、とてもよくあるのですが、それでいいのかな？なんて思ってしまいます。何も分からないままですべてがあいまいで、何も解決していないのに、皆が納得してとても会話がうまく進みます。「風邪」ってつくづく魔法の言葉だと思います。

皆さんが「風邪っぽい」と感じる症状を具体的に一つひとつ分けて考えるのがよいと

思っています。くしゃみ、鼻水、喉の痛み、咳といった呼吸器の症状、発熱やだるさ、関節の痛み、頭痛などの全身の症状、嘔吐や下痢などの消化器症状。私は各症状を一つひとつ分けて考え、問題点とニーズをはっきりとさせてより良い解答が得られるようにしています。

・口を開けただけで喉の異変は見つけられない？

口を開けて「喉が赤いですね」と言われるのはよくある診察風景だと思います。でも、口を「あーん」と開けても、診断に必要な喉の部分は見えないことが多いのです。口を開ければ喉がすべて見えているというのは錯覚、勘違い……言い方はなんでもよいのですが、とにかく十分なデータを確認できたとはいえません。

口を開けたときに見えるのは、大部分は「口腔」と呼ばれる場所です。唇、歯、歯茎、頬の内側の粘膜、舌、のどちんこ（正確には口蓋垂と呼びます）、口の天井部分、それに口の奥の突き当り部分である中咽頭の一部です。この部分を見て簡単に予測できる病気

口腔について

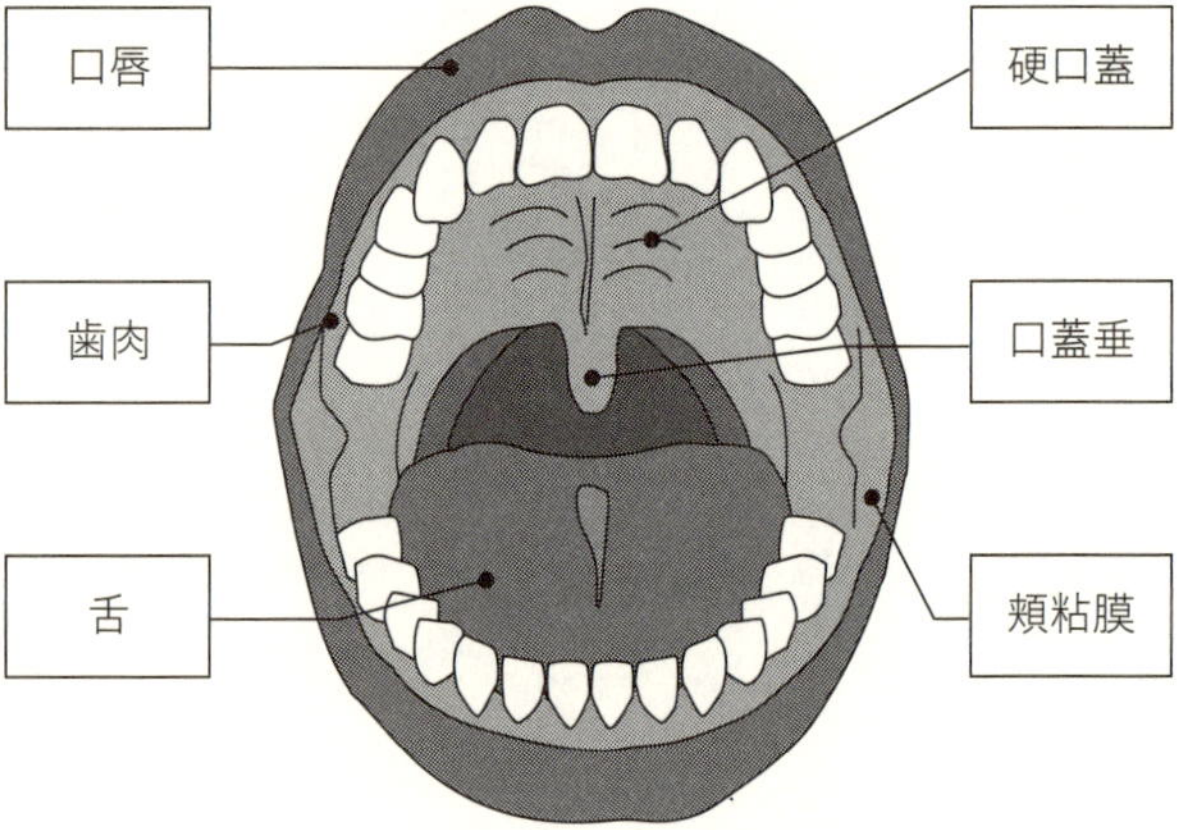

日経メディカル「口腔と口腔ケアのいろは」をもとに著者作成

は、虫歯や歯周病といった歯科にかかるような病気と、口腔内のできもの、見える範囲の炎症です。

このうち、内科医が「風邪」と判断するとしたら、のどちんこや中咽頭が赤く腫れている場合です。

「喉が腫れています。風邪ですね」

「喉には異変ありませんから問題ありません」

と、いずれかの診断になるわけです。

しかし、喉に違和感があるといっても、口を開けて見えている部分に異変が起きていることもありますが、上咽頭や下咽頭、扁桃腺《へんとうせん》に症状が現れることも多いです。ですから口を開けても見えない部分に異変がないかをチェックしなければなりません。

そのために耳鼻咽喉科では、必要に応じて喉や鼻にファイバースコープを挿入して確認を行います。私の場合は、初めての問診で、喉のどのあたりが痛いのかを尋ねます。漠然と喉全体という回答をされる人もいますが、どこが痛いかで診断が違います。

喉の下のほうが痛いときは、嚥下《えんげ》困難、呼吸困難のリスクが出てくることがあります。ここは口を開けても見えません。頻度は多くないですが、急性喉頭蓋炎という、危険な疾患もあります。

扁桃腺（正式名称は扁桃です）は、喉の両脇にあります。口を開けて見えるほうに発赤や腫脹、白いものがついていて、見た目で診断が分かる場合もありますが、扁桃の内側の見えない側に炎症が起きているときは、首とか耳など、外側に症状が出ることもあります。

のどちんこの裏側が痛いときは、結構下のほうに痛みを感じることが多い印象です。ここも、口を開けてもまったく見えません。喉がとても痛くて飲み込みにくい。そういう割には口の中がなんともないなと思ってファイバーで見たら、喉のいちばん上に白い膿（白苔《はくたい》といいます）がべったりついていることもありました。かと思えば、ひょうひょうとしているのに、見てみてビックリ、すんごい白苔、なんて人もいたことがあります。こういう場合は抗生剤が効きます。

また、これらの疾患では高率で熱も出ます。発熱外来に行っても分かってもらえないかもしれません。

・内科は万能な診療科ではありません

ほかにも、喉に症状の現れる病はあります。内科の先生の想像できない疾患もあるのです。内科は心臓や糖尿病、呼吸器といった分野の先生たちです。喉を専門にする内科の分野は存在しません。ですから、喉に違和感があるときにはどうしたらよいかというと、やはり喉や鼻をスコープで見てもらえる耳鼻咽喉科に行くのが正解です。勘違いしないでいただきたいのは、私は内科クリニックの医師を責めているわけではありません。餅は餅屋、喉に関しては耳鼻咽喉科が専門と知っていれば、スムーズに的確な診断と治療を受けられて安心ですよ、という話です。

改めていいますが、喉が痛いからといって風邪とはいえません。熱があってもなくても、喉が痛いだけでは風邪ではないのですから、喉のどこで異変が起きているのかを確認して治療をしてもらうようにしてほしいと思います。

②血圧の基準値を超えると命の危機です…うそ

・高血圧の数値を決めているのは誰？

体調不良で受診したり、健康診断で血圧を測ったりしたときに「血圧が高めですね」と医師や看護師から言われるとドキドキする人がいると思います。高血圧は怖いんだと、あまりに強調されすぎているように思います。

しかし結論からいうと、高血圧と診断されたからといって、即、命に危険があるわけではありません。高血圧が続くと、血管が早く傷みやすくなりますよという意味です。「高めですね」の言葉に振り回される必要はありません。

実は、高血圧の診断基準は結構変わっています。「収縮期血圧」つまり「上」の血圧だけ見てみると、1987年には、180ミリHgでした。「そんなに高い数値まで許されていたのか」と驚く人もいるかもしれません。1990年には160ミリHg以上に変更となり、2000年には日本高血圧学会が140ミリHgに設定して、この数値が今も継続されています。

血管のトラブルを原因とする死亡原因は、心疾患、脳梗塞が分かりやすいです。私は脳梗塞の延長として認知症がゆっくり進むというのも、血管障害と考えてもいいんじゃないかと思っています。高血圧の診断基準が高い頃の死因と死亡率は、人口10万人あたりの数値で、２０００年では心疾患１１６、脳血管障害１０５、老衰16でした。たまたま持っている２０１７年の統計では、心疾患１６３、脳血管障害88、老衰81でした。死亡者は２０００年96万人、２０１７年では１３４万人でした。

血圧の診断基準を下げて17年、脳卒中による即死は減っているけれど、心疾患はかなり増え、脳梗塞、認知症、その結果としての老衰の数は増えているとも考えられます。

疾患の原因は一つではないので、高血圧の治療がすべてではないのですが、こういう数値をみると、高血圧の治療ってどれくらい意味があるのかな？　と考えさせられます。

血圧の基準の変更がなぜ行われてきたかについて、基準値を設定している日本高血圧学会は高血圧治療のガイドラインでは次のような文章を明示しています。

「国内外で科学的論文として報告されたエビデンスに基づき、さらに高血圧のみならず関連分野の専門家や実地臨床医の意見も踏まえて、いわばオールジャパンで作成されたものです。数年毎にその間の進歩を取り入れて、時代遅れにならないように改訂しています」

難しい言い方をしていますが、要はたくさんの頭の良い人たちが知識を集約して数値をはじき出している。だから変遷している数値を信じてくださいというわけです。

ただし、ここからが注目点なのですが、続く文章を読んでみてください。

「もっとも、基本はガイドラインに則りながらも、個別のケースでは、医師の判断でそれぞれに最も適した治療法を実践することは、なんら妨げておらず、むしろ推奨していきます」

分かりやすくいうなら、患者さん一人ひとり、血圧に関して治療が必要かそうではないか、どこまで血圧を下げればよいかは違うといっているのです。

私としては、「診断基準」というものの信憑《しんぴょう》性に、ちょっとがっかりしています。

診断基準とは、あたかもニュートンの万有引力の法則のように、人であればこうであるもの、という永遠に変わらないものであろう、そのように考えるべきものだろうと思っています。

けれど、この高血圧の診断基準の移り変わりは、診断基準というものそのものの価値をいろいろな事情で変わるもの、絶対に動かない真実という意味ではないもの、というレベルに下げてしまったように思います。

・高血圧は自分の体を守るための防御システム

確かに血圧は高いよりも、正常値とされる範囲内のほうが病気の発症リスクは抑えられます。血圧が高いと心臓が鼓動するたび血管に強い圧力がかかります。長期間圧力がかかり続けると動脈硬化が速く進み、心臓、脳、腎臓などの病気の発症につながる可能性が上がります。

とはいえ、高血圧の基準値に突入したからすぐに発症するわけではありません。血管の状態は徐々に悪くなり、長年かけて動脈硬化が進みます。動脈硬化は読んで字のごとく、血管の弾力が失われ、血管の壁が厚くなる状態をいいます。石灰化といって血管が石みたいに硬くなる人もいます。腹部大動脈の手術のとき、その太い血管をはさみで切るのですが、そのとき「ぱきっ」と石を切るような音がするのを聞いたこともあります。そんなこんなで血液の通り道が狭くなる、血管の壁が破れてしまう、細い道に脂の塊が詰まるといった状態が少しずつ起きていくのです。その結果、あるとき突然決定的な事態が起こってしまうというわけです。

では、どれくらいの年月で発症するのか。それは運としかいえません。年齢別に死因をみると、成人以降の死因は圧倒的に悪性新生物、つまりがんです。心疾患と脳血管疾患を合わせても、がんより死亡率があがるのは90歳を過ぎる頃からです。

私が血圧の話をするのは、患者さんから質問を受けたときと、めまいで血圧が関係するかもしれないと思うときのことが多いです。

「あなたはどうしたいですか?」

将来、起きるかもしれない高血圧によるリスクを少しでも減らしたいなら、食事や生活習慣を見直して、血圧を下げる薬を飲みましょう。「でも」です。ストイックなまでに健康に気をつけて、血圧も含めて健康診断はオールAの人であっても、脳や血管の病気にならないとは限りません。

反対に、高血圧だからとすぐに治療をしなければ命がなくなるわけではありません。人間の体は、血管が細くなればその分ちゃんと工夫してくれます。それが高血圧に当たるわけです。年とともに徐々に血圧が上がるのは異常なのではなく、自分の体が自分の体をコントロールしようとしているともいえます。

私のクリニックの80代の患者さんでも、若々しい人はたくさんいます。「心臓が止まったらそれまで」と、毎日やりたいことをやって笑って生活しているのを見ると、それでいいよねって思います。高血圧の基準値を少し超えたからといって、不安になったり、あたかも罪の意識にとらわれたりするような感覚になる必要はまったくありませんよ。

2024年4月に厚生労働省は「標準的な健診・保健指導プログラム（2024年度版）」において、警告レベルの高血圧値を160／100ミリHg以上とアナウンスするようになりました。これまで同プログラムでは、140／90ミリHgが生活習慣改善の必要ありと警鐘を鳴らしていたのですが、即、受診が必要な人へのメッセージを緩めた形です。

でも、心配しすぎることはありません。楽しく自由に生きましょう。

本来、医療はあなたを不安にさせるためにあるのではなく、あなたを安心させるためにあるのです。

・低血圧の人にもリスクはある

低血圧の人に少しだけ話しておきたいことがあります。血圧が120／80ミリHg未満で、特に困っている症状のない場合は疾患にはなりません。しかし高血圧同様、時により、人により、低血圧も健康に害をもたらすことがあります。

血圧が下がりすぎると全身に血液が巡らなくなり、酸素や栄養が行き渡らなくなります。そのために、立ちくらみやめまい、頭痛、倦怠感、肩こり、動悸《どうき》、疲労感などが起こることがあります。また、極度の低血圧で失神してしまうと、大けがや事故のリスクも高まります。低血圧の人は健康診断でも見逃されがちですが、ふらつきが多いなど心配なことがあれば、循環器系の内科の先生か、あるいはめまいの延長として、やはり耳鼻咽喉科に相談するとよいと思います。

③ 花粉症の薬は早めに早めに飲みましょう…うそ

・花粉症の薬はなぜアレルギーを抑えられるの？

お正月が明けた頃から「スギ花粉症の薬を処方してください」と来院する人がいます。どうやら花粉症の薬は症状が出ていなくても早めに服薬を始めたほうが効果的と、テレビやインターネットでアナウンスされているようです。

これについては、そこまでしないといけないような重症な人は多くないと思うけどなあ、たいていの人は症状をみながら飲むのでいいと思うけどなあ、と思っています。

基本的に花粉症は、花粉などアレルゲンに触れた直後15分以内に起こるといわれ、くしゃみ、鼻水を中心とする急性相、その後安定期のような時間があり、数時間後に現れる鼻詰まりを中心とする遅発相があるといわれています。一回の花粉（アレルゲンの暴露）ならそれで終わり、翌日は何もないということになりますが、花粉症の季節は、空を覆う大量の花粉が飛んできます。連日の花粉の暴露で急性相と遅発相が同時に来るようになってしまいます。

花粉症で処方される薬は、アレルギーが発症する経路をブロックする目的で使われます。花粉症が発症する仕組みを簡単に説明しておくと、空気中を飛んでいる花粉が鼻や口から入り、体内の免疫システムが花粉を「アレルゲン」と察知すると、闘うための物質「IgE抗体」が作られます。花粉が体内に入ってくるたびに抗体が作られるので徐々に蓄積し、一定量に達するとアレルギー反応を起こすようになります。

よく、コップの水があふれてアレルギーが発症すると例えられますが、コップに溜まっていく物質がIgE抗体というわけです。アレルギー反応が起きると、ヒスタミン、ロイコトリエン、トロンボキサン、PAFなどの化学物質が放出されるのですが、その際に神経や粘膜が刺激されて、くしゃみ、鼻水、鼻詰まりなどが起こります。

そこで刺激になってしまう化学物質の作用を抑えるのが花粉症の薬です。急性相の主役のヒスタミンを抑える「抗ヒスタミン薬」、主に遅発相に効果を発揮する「抗ロイコトリエン」などの薬が花粉症の代表的な薬です。何十年も前に開発された初期の抗ヒスタミン薬もそうですが、抗ヒスタミン薬は効果が比較的早く出ますし、近年発売されているものは眠気や口の渇きといった副作用もかなり抑えられています。

遅発相に効くといわれている抗ロイコトリエンなどの薬は効果の発現が遅いといわれていますが、私の印象としては、何日もかからず比較的早く効果が出ると思っています。鼻の中に直接噴霧する点鼻薬も効果がある人には効果が得られます。血管収縮効果のある点鼻薬は、噴霧してすぐに鼻詰まり改善の効果が得られます。鼻の中の粘膜は毛細血管がたくさんあるので効果が出やすいのです。しかしこれは使いすぎると治りにくい鼻詰まりになるといわれているので、私は積極的には使っていません。

・「早めに使用せよ」で得するのは誰か

花粉症の治療は、死なないために行うのではなく、自分の仕事、生活を不自由なく送るための治療です。花粉症の薬を飲む理由と薬の働きを考えれば、すべての人が、花粉症の症状が出る数週間も前から薬を飲み続ける必要はないと思います。鼻がつらい人は、ずっと飲んでいるほうがいいと思います。けれど、ほどほどの人は、時々でいいかもしれませんよ。

では、なぜ「早く飲み始めるほうがよい」という論文が出たり、情報番組がそれを取り上げたりするのかといえば、やっぱり経済効果かな、なんて疑ってしまいます。

私は、症状がひどくなさそうな人には、大変なときや必要だと思うとき薬を飲んで、そうでない日は薬を使わなくてもいいと伝えます。花粉症の治療は患者さんの日常生活が満足であれば、それでいいのです。

レーザー治療、舌下免疫療法、いずれも有効な治療ではありますが、私のクリニックでは行っていません。

レーザーは術後の鼻詰まりがいったんひどくなることもありますが、鼻の粘膜を焼き払うので効果があります。花粉のシーズンの始まる前に、1年に1回するのが有効だったように思います。しかし鼻粘膜が再生してくるので、また治療が必要になります。いくつかの事情で、私のクリニックでは行っていません。

舌下免疫療法は花粉症を治そうとする治療ですが、効果が出るまでに時間がかかる印象です。私は性格に合わない感じがして、行っていません。

レーザー治療や舌下免疫療法を希望する人には、別のクリニックや病院を紹介します。

花粉症治療は人によって「ここまででOK」というラインがかなり違います。鼻の所見を見ると、かなり鼻詰まりありそうだなと思っても「私は大丈夫!」という人もいれば、かなり良さそうに見えても「まだまだだめ!」という人もいます。多少、鼻水が出ていても我慢できる人もいれば、少しのくしゃみも許せないという人もいます。

医師には、自分の感覚を正直に伝えてみてくださいね。せっかくもらった薬が効かないなんて言えないな、などと遠慮は必要ありません。

お正月が明けたら花粉症対策、というのは一つの選択肢くらいに考えておいてほしいと思います。

④ 予防接種は必ずしも受けなくて大丈夫…ほんと

・接種は義務ではないという事実

赤ちゃんが生まれると、生後2カ月頃から予防接種が始まります。スケジュールを立てていざ、予約の日が来ると赤ちゃんの体調が良くなかったりして、親は結構大変な思いをします。あれらの予防接種は必ず受けなければいけないものなのかといえば、そうではありません。

日本の予防接種法では、公費で受けられる「A類疾病」の予防接種と、基本的に自費（費用の一部に公費負担が受けられる場合がある）で受ける「B類疾病」の予防接種の2種類が定められており「定期接種」と呼ばれています。A類疾病は結核やポリオなどの集団予防が目的、B類疾病はインフルエンザ、高齢者の肺炎球菌感染症から個人を守るのが目的です。

法律で接種をすすめてはいますが、接種を義務付ける規則はありません。地方自治体にはできる限り多くの人に定期接種を受けてもらうように努力する義務はありますが、個人が接種を強制されるものではないのです。

それなら接種する必要はないのかと聞かれると、素直に「うん」とは言い難い部分もあります。特にA類疾病のなかには、いまだに猛威をふるう感染症も含まれていますし、重症化すると命に危険が及ぶものもあります。

とはいえ、予防接種をしたからといって、絶対に感染しないわけではありませんし、副作用に苦しむ可能性もゼロではありません。そもそも感染する機会がほとんどない疾病も含まれています。我が子に予防接種を受けさせるかどうかはお父さん、お母さんの考えで決めたらよいと思います。

・B型肝炎の感染原因には「性交渉」もある

予防接種を打つか打たないか決めるためには、面倒ですが、感染経路を考えるといいかもしれません。

例えばB型肝炎ワクチン。B型肝炎はHBV（B型肝炎ウイルス）の含まれる血液や体液が体内に入ることで感染するため、輸血が感染の最も大きな要因になります。昭和の時代に針の交換をせずに注射器を使用したせいで感染が広がり、訴訟になったのはよく知られていますが、今ではそんなことは絶対にあり得ません。しかも、日本国内で輸血に使われる血液はすべてＨＢＶの検査実施済みです。つまり輸血はＢ型肝炎発症のリスクにはならないのです。

もうひとつの感染経路は母親がＨＢＶに感染していて、胎児へ感染するケースです。妊娠23週までに行われる標準的な妊婦検診で行われる「ＨＢｓ抗原検査」で母体が感染しているかどうかは分かるので、万が一、感染が確認できた場合には、出産方法の検討や、生まれてからワクチンを数回にわたって投与することで感染は９割予防することが可能です。

これら２つの感染経路は予防が可能です。しかし、厚生労働省の発表によればＢ型肝炎の国内感染者は１１０万～１４０万人と国内最大の感染症ともいわれます。

いったいなぜか。それは多くの感染が、性交渉によって起きているからです。危険な器具を使うとか、特別に激しい性交渉によって出血を伴った場合に感染の可能性があります。特に肛門を使った性交渉は皮膚に傷がつき、出血を伴う場合が多く感染の可能性が高くなるのです。

成人のB型肝炎感染のほとんどは性交渉が原因です。しかし、多くの人がその事実を知りません。本来は予防接種の啓蒙を行う前に、不特定多数の人と性交渉をもつと感染確率が上がるよとか、性交渉のやり方を考えたほうがいいよとか、男性同士はリスクが高いよとか、一生にただ一人の人と人生をともにするのが最も予防になるよとか、学校の授業で言ってくれてもいいのになあ、と思います。

血液を介して感染する病気には、エイズ（HIV／ヒト免疫不全ウイルス）があるのはよく知られています。エイズは男性同士の性交渉で大きく感染が広がりましたが、それも出血を伴うケースが多いからです。最近、WHOが話題にしたがっている「エムポックス（旧名称：サル痘）」も、エイズみたいな感染経路のようです。しかし、エイズとB型肝炎では感染力に大きな差があり、B型肝炎のほうが圧倒的に感染リスクは高いのです。

・子宮頸がんの感染原因はほぼ「性交渉」のみ

子宮頸がんはワクチンによる副反応の問題が報じられ、厚生労働省も積極的に接種を進めない時期がありましたが、現在は再び接種を推奨しています。

予防接種は効果がある人とない人がいます。副反応も同様に出る人と出ない人がいます。


子宮頸がんウイルスの感染は性交渉が原因です。私は性病のような扱いをしてもよいと思っています。これも、本来は予防接種の啓蒙の前に、性交渉が原因で感染リスクがあがるということを知っておけばもっと予防できるのにな、と思います。

中高生で不特定多数と性交渉している子も現実にはいますし、LGBTによって多様化した性交渉も進んでいます。一方で、性交渉の経験のない若者も増えてきていると聞いています。

子宮頸がんワクチンについては、職業柄リスクの高いお仕事をされている人は職場の責任で、リスクが高いと自覚している人は自己判断で打てばいいんじゃないかなと思います。15歳以上の女性全員に義務、なんていうのはナンセンスだと思っています。

・ワクチンを打つか打たないか、決めるのは自分次第

日本脳炎の予防接種も、都会では不要ではないかと私は思っています。というのもウイルスに感染したブタを刺した蚊によってウイルスが媒介されるからです。近所にブタがいなければ、ウイルスを持ってくる蚊もいないわけです。

それから、高齢者に対して積極的な接種が呼びかけられている成人の肺炎球菌ワクチンも、打つと安心という人は打てばよいし、意味がないと思う人は打たなくてよいと思っています。確かに高齢になるほど肺炎による死亡率は上がるので、予防できるならワクチンを打っておこう、それもありです。

肺炎は感染源となる病原微生物を吸い込み、それが肺に感染して炎症を起こす病気です。「原因菌のナンバー1は肺炎球菌」とする論文もあるようです。

しかし、本当に肺炎球菌などの細菌や微生物のみが原因なのかといえば、そこは明確ではありません。異物やばい菌を除去排出するシステムが弱くなっている状態、つまり免疫機能が低下している状態などの、自分の側の問題もあり得ると思っています。抵抗力が低下し、細菌を体外に排出する力が弱まれば、どんな病原微生物が体内に入っても肺炎を起

こす確率は高くなるはずだと思うのです。

肺炎球菌ワクチンは発熱や悪寒、頭痛、倦怠感などの副反応が出やすく、人によっては腕全体に広がる炎症やけいれん、運動障害の症状が現れる場合もあるようです。副反応のリスクを取るか、ワクチンの効果を信じるかはあなた次第ですが、おいしいものを食べて好きなことをして、元気な心を維持するほうが自己免疫力を上げられるかもしれませんよ。

⑤ あなたメタボですよ！　ダイエットしてください…どちらともいえない

・メタボ人口が減っても心疾患で亡くなる人は増え続けている

メタボ、いわゆるメタボリック症候群と認定されるのが怖くて、健康診断前に短期間のダイエットを試みる人は結構多いようですね。一般的には「メタボ＝太っている」という印象なのでしょう。太っていることは罪ではないのに、とても嫌な言葉です。

日本でメタボリック症候群の診断基準が認定されたのは２００５年。日本内科学会をはじめとする８つの医学系の学会が合同で診断基準を策定しました。ウエスト周囲が男性で85㎝以上、女性で90㎝以上であること。それに加えて、血圧、血糖、血清脂質のうち２つ以上が基準値から外れているとメタボの診断が下されます。

ではどれくらいの人がメタボと診断されているのか。厚生労働省が毎年取りまとめる「特定健康診査・特定保健指導の実施状況」２０２２年度の発表によると、この基準を超える40～74歳は男性で24・5％、女性で7・2％となっています。男性は４人に１人がメタボです。かなり多い数値に感じられます。

健康診断でメタボ認定されると、栄養、運動、生活習慣の改善を指導されます。このままでは脳卒中、がん、心臓病などの生活習慣病のリスクが高まってしまうからです。ここで大切なのは、実際に指導を受けた人たちが生活を改善し、健康診断の数値に良い影響が出ているかです。


少し古いデータになりますが、2008年度からの3年間に保健指導の対象となった人のうち、600万人以上のデータを厚生労働省の作業グループが調査したところ、きめ細かな指導を3カ月以上受けた人たちは、受けなかった人に比べて、メタボの基準となる項目すべてが改善したそうです。わずか1年で腹囲は男性で2・2㎝、女性で3・1㎝も細くなっていました。

なるほど、わずかながらおなかが凹んだ人たちがいたということです。しかしです。厚生労働省が発表している主な死因による死亡率の推移では、生活習慣病が原因となる心疾患は右肩上がりに増加しています。つまり日本全体で見れば、メタボ人口が減少することと、生活習慣病にかかる人の数は比例していないのです。

・自分の理想の体型は自分自身で決めればよい

メタボと認定されていなくても生活習慣病のリスクをもつ人はたくさんいますし、体重や腹囲に問題はなくても高血圧や高血糖の人はいくらでもいます。

「生活習慣病」。このネーミングが私は好きではありません。あたかも「あなたの生活習慣が悪い」といっているみたいに聞こえます。「好きでこの体型になっているわけではない」という反論が聞こえてきそうです。実際、生活習慣病は、生活習慣よりも遺伝的な要因のほうが強いのではないかと思うことが多々ありました。こんな無礼な疾患名は改めたほうがいいと思います。

太っているから必ず高血圧や高血糖になるわけではありません。自分の生活スタイルを貫き通したい人はそれで構わないのです。

理想的な体型、パーフェクトボディを目指すのはすばらしい努力です。

ただそこまでではなくても、「メタボ」なんていう言葉に左右されず、自分のなりたい外見を目指して運動したり、食事を変えたりするのは大賛成です。もし、彼氏や彼女、パートナーが「太めが好み」と言ってくれるなら、少しくらいぽっちゃり体型を維持するのもよいと思います。

⑥「年のせい」と言われたら諦めるしかない…うそ

・年のせいでもなんとかなるかも

中年以降になると、体の不調を「年のせい」と諦めてしまう人が多くなります。受診した際に、医師から「加齢ですから仕方ありません」と言われてショックを受けた経験者もいるでしょう。そんなことを発言する医師の言葉は今すぐ忘れてください。

その先生は治そうとしていません。年は減ってはいかないからあなたは治りません、と言われたようなものです。老いを受け入れなさいって言っている感じに思います。確かに、そういう選択肢もあります。

でも、治そうと思うときはこう考えてください。

例えば咳が出るとき。年のせいだから咳が出る、ではなくて、年のせいで痰を出す力が弱くなっているから、咳が出る。こう考えれば、痰がなくなれば、あるいは、痰を出す薬で補えば、年を取っていても咳は出なくなる。私はそのように考えます。それが治すということだと思っています。

私は、年齢にかかわらず、妥協なく治したいと思って治療しています。

年をとったから死んでしまった、なんてことはあり得ません。肺炎を起こしたから、心不全になったから、脳出血、脳梗塞になったから。亡くなってしまうには必ず原因があります。その原因にうまく対応できれば、亡くならないのです。

年のせい、これは諦めて放棄しているような言葉だと思います。でも大丈夫。原因が分かれば対策できる。私はこう思って診察しています。

年のせい、老いを受け入れよう。そう思うのはまだ早いかもしれませんよ！

自分の年のことなど考えず、今やれることをやれるところまで、楽しんでいきましょう。

そういいつつも、老いを受け入れてのんきに生きるのも、ちょっとあこがれてしまいます。

⑦「喘息《ぜんそく》」がはやっています…うそ

・喘息をひとくくりにはできない

最近咳がよく出る人に、喘息という病名が告げられることが多いようです。よく聞く喘息には2種類あります。「咳喘息」と「気管支喘息」です。

「咳喘息」は、呼吸の音はまったく悪くない、あたかも肺には何もないようなのに咳が止まらない疾患です。ステロイドの吸入薬が治療に用いられます。命の危険はないといっていい疾患です。比較的新しい疾患概念です。

「気管支喘息」は、好酸球と肥満細胞による慢性的な炎症、つまり、アレルギー性疾患です。発作時には、肺のあちこちから笛を吹いたような音が聞こえてきます。一カ所ではなくあちこちからです。咳より、「苦しい」が主体で、大発作では命に関わることがあります。

気管支喘息のなかでも「アスピリン喘息」が起こりやすいといわれています。これは、解熱鎮痛剤に誘発されるあたかも喘息大発作のような疾患で、とてもとても危険です（病気を知ると、身近に感じ、急に不安になったりすることがあると思います。これまで、解熱鎮痛剤を飲んで大丈夫だった人は、アスピリン喘息が出る可能性はほぼないので、心配しないでくださいね)。

先生たちにも、もう少し厳密に考えてほしいと思うこともあるのですが、同じ喘息という診断名で、重症化にとてもも気をつけないといけない疾患と、命の危険を考えなくていい疾患が混同されてしまうことになります。

喘息はうそ、というより、それはどちら?ということになります。

私は、咳喘息の始まりは副鼻腔炎の後鼻漏《こうびろう》(鼻水が鼻の奥から喉に落ちていく)に伴う咳だと思っています。つまり感染症っぽい疾患。論文的な根拠は何もありません。日常の診療のなかでの類推です。

咳喘息では、呼吸の音はまったく正常で、とてもきれいです。

咳は本来、肺を守ろうとする反射です。のどちんこの裏側、気管支の入り口、ここも咳のスイッチになるところです。ここの刺激からくる咳では、時折、鼻喉の音を拾うこともありますが、基本的に呼吸の音は、とてもきれいです。

咳をしている人の鼻を掃除吸引してみると、大なり小なりの鼻汁、後鼻漏を確認できることが多いです。

鼻を掃除吸引するとき、リアクションがさまざまです。自然体でしっかり鼻掃除させてくれる人が多いですが、トラウマのように嫌がる人や、感情的にオーバーアクションになってしまう人、本当にさまざまです。体格のいいがっしりした男性が、鼻を触ると「ほやほやほやあああ」となったり、顔が真っ白になって気絶したこともあります。私としては、気持ちいいことをして差し上げているつもりなのですが……。大部分の人は、鼻を掃除吸引しても何も起こりませんから安心してくださいね。

本来鼻を刺激したときの生物的な反射は、くしゃみが出るのが普通です。なかには、鼻掃除で咳をする人がいます。鼻からのどちんこの裏側、気管の入り口の刺激で激しい咳になるのです。

こういった人が咳喘息と診断されている印象があります。

咳喘息は、副鼻腔炎（鼻の奥で起きる炎症）の後鼻漏があることと、上気道の過敏が引き金となっているのかも、と思っています。

ステロイドの吸入のような慢性的な薬ではなく、副鼻腔炎に準じて、抗生剤と去痰剤、あとは、やや鎮静作用のある薬で良くなることもありました。そうしたら、ステロイドの吸入のような慢性的な薬は使わなくても、短期間で治療は終われます。

・鼻と咳はリンクしやすい

喉が痛くもなく、熱が出ているわけでもないのに咳が続いている場合、副鼻腔炎あるいはそれもどきを疑います。

のどちんこの裏側や、気管支の入り口に感じる部分に痰のようなものがあると、それが結果的に咳ばらいや咳になる。時に、黄色や緑色の粘り気のある鼻汁が出たり、鼻が詰まったり、嗅覚が落ちたり、頭が重かったり、全身がだるかったり、気分が落ち込んだり、ものを見るのもおっくうになったりなどの症状が出ます。後鼻漏や副鼻腔炎を起こしている可能性もあり、咳や咳ばらいを抑えるには、後鼻漏を減らすのが有効となることが多いです。

後鼻漏の多くはばい菌の塊ですから、抗生物質が有効です。「風邪には抗生剤は効かないと聞きました！」と反論する人もいそうですが、ウイルスには抗生剤は効きませんが、副鼻腔あるいは鼻腔のばい菌には抗生剤が効きます。ただ、鼻の中だけのばい菌なら早く良くなりますが、本当に副鼻腔にばい菌がたまっているときは、中に潜んでいたばい菌やそれと闘った死骸まで出てくるので、いったん、鼻水や痰や咳が増えてしまうケースも多いです。薬を出して1週間後、先生の薬でなお一層悪くなった、なんて言われることもあります。でもそこで攻撃の手を緩めるとまたばい菌が増えてきてしまうので、さらに出し続けます。私の診療スタイルでは、すぐに良くなることもありますが、大体良くなるまでに、2、3週間くらいかかる人も多い感じがします。

アレルギー薬を使うと鼻水や痰の量は一時的に減ります。それで楽になる人もいます。ただ、ばい菌がいるのにずっと止めていると、鼻は通っているのに詰まった感じ、というような矛盾した感じになることもあります。そしてだんだん頭痛みたいになって憂鬱になってくる、なんてことが起こることもあります。経験のある人はリアルに分かると思いますが、そうでない人には、なんだそりゃっていう感じかもしれません。

鼻掃除で鼻汁が多く、呼吸音がとてもきれいなのに咳をしている人には、副鼻腔炎に伴う気管支炎症状と考えて治療をすると、うまくいくケースが多いように思います。

⑧難聴は補聴器で十分ケアできる…うそ

・原因不明で突然起きる突発性難聴

ある日突然、耳が聞こえなくなったら誰でも驚きますよね。大人になって、急に音が聞こえにくくなる病の代表といえば「突発性難聴」です。突然、片耳が詰まったような、水の中にいるような感覚になり聞こえが悪くなります。たいていはまったく聞こえなくなるわけではありませんが、原因不明です。厳密に考えれば、ストレスも関係ありません。

治療はステロイド薬などの内服が中心ですが、発症してから1週間以内に治療をスタートすることが大切です。なんとなく変だけど気のせいかななんて思って、2～3週間経ってしまうとまったく治りません。私の場合、2～3日で、このまま治療をするか、大きい病院へ紹介するかの判断を下します。でも、そこからますます耳が聞こえにくくなるとか、命に関わることはないので、そこは不安にならないでくださいね。今が最低、これをどれだけ元に戻せるかといった治療になります。

日常生活を送るうえで、「片耳が聞こえにくい」ことには注意が必要です。周りの人は気づいてくれません。例えば、右耳が聞こえにくいとき、右から声をかけられても気づかない可能性があります。相手は声をかけたつもりなのに反応してもらえないと、無視されたんじゃないかと思ってしまう可能性があるわけです。そういった意味で、人間関係のもつれ、思わぬ上司からの低評価、なんてことがあったりすると不幸な感じがします。身近な人には、右耳が聞こえにくいから、左から声をかけてと伝えておいたほうが無難だと思います。

・高齢者の難聴は音を大きくすれば聞こえるわけではない

高齢になって耳の聞こえが悪くなる人もいます。原因は遺伝的な要素が強いといわれますが、正確なところは分かっていません。こちらも原因不明です。

特徴としては、高い音域や、カ行、サ行、タ行、パ行などの子音が聞き取りづらいなどが挙げられますが、とにかく聞こえにくいわけです。周囲に雑音があったり、早口でしゃべられたりすると、一層、聞き取りが難しくなります。

本人は徐々に聞こえが悪くなっているので、難聴と認めないとか認めたくないとか気づかない場合があり、家族や周囲の人は接し方に苦労することが多くなります。テレビの音を大音量にして家族ともめたり、聞こえないので大声で話しかけると「なんでそんな言い方をするんだ！」と怒り出したりする人もいます。本人はどれくらい聞こえなくなっているかの自覚ができませんから、周囲が気を配ってあげるしかありません。

耳が聞こえにくいだけで、認知症が進んだように見える場合もあります。会話ではあたかも認知症でもあるのかなと思うような受け答えのご婦人がいました。けれど筆談にしたら、認知症などまったく感じさせず、むしろ聡明な人だった、ということもありました。

一つ知っておいてほしいのが、ある一定の領域を超えてしまうと、音を大きくすれば聞こえるわけではなくなってしまうということです。子音の聞き分けができなくなるということは、音を大きくしても、言葉の区別ができないということになります。「わたし」は「ああい」、「おだぎり」は「おあいい」になるのですから、音が入ってきても面白くもなんともないだろうなあというのは、なんとなく想像できます。

そういう人と接するときは、音以外のコミュニケーションの方法がいいと思います。

肩をたたいたり、ボディタッチをしたりして注意をこちらに向けてもらい、筆談するのがいいと思います。私もそういった人の診察では筆談です。

ボディタッチで注意を引き、耳元で低めの声でゆっくり話してあげると伝わりやすいです。見立てを間違えて耳元で話したら、「そんなに近づかなくても聞こえますよ!」って言われたこともありました(赤面)。時々腕や肩を撫でてあげるなど「あなたに注目しています」という心のメッセージを届けようとすることもあります。

・補聴器はメガネほど快適ではないのかも

高齢者の家族から「嫌がって補聴器を着けてくれない」と相談を受けることがありますが、補聴器がうまくいく人とそうでない人がいます。これは、如何ともし難いと感じます。人工内耳手術の術前術後の詳しい経過をみたことはないのですが、難聴に関しては、人工内耳の進歩と手術適応の拡大、再生医療の進歩などに期待するしかないのかもしれません。

でも、耳が聞こえないということは不幸であるということとは違います。難聴も、幸せ

騒音による体への影響

騒音の大きさ dB(A)	体への影響		
30 ～ 65	**心理的影響** 気分がイライラ 休息や睡眠の妨害 思考力の低下 等		
65 ～ 85	**心理的影響** 気分がイライラ 休息や睡眠の妨害 思考力の低下 等	**生理機能への影響** 交感神経緊張 心血管系への影響 唾液・胃液の減少 等	
85 ～	**心理的影響** 気分がイライラ 休息や睡眠の妨害 思考力の低下 等	**生理機能への影響** 交感神経緊張 心血管系への影響 唾液・胃液の減少 等	**聴覚への影響（難聴）** 音響外傷 急性音響性難聴 騒音性難聴

一般社団法人日本耳鼻咽喉科学会 産業・環境保健委員会編　平成29年度産業保健調査研究報告書「騒音性難聴に関わるすべての人のためのＱ＆Ａ第２版」をもとに著者作成

のスパイスだったなあと思える人生となりますように！

・イヤホン・ヘッドホンは難聴の原因になる？

街を歩く人、電車に乗っている人、なかには自転車に乗りながら耳にイヤホンやヘッドホンをしている人をよく見かけるようになりました。スマートフォンで動画や音楽をいつでも視聴できるようになり、便利ではありますが耳の健康を害するのではという声も聞かれるようになってきました。

長期間大きな音にさらされることで難

聴が起きることを「騒音性難聴」といい、昔から工事現場や工場などでは問題になってきました。ただしこれらは、何年、何十年という長期間、大きな騒音にさらされ、耳に障害が起きた場合の難聴です。一般的にラジオや映画を視聴する程度の音量や時間であれば騒音に値しません。

55ページの図は産業保健調査研究報告書に記載された、騒音の体への影響を示したものです。これを見ると85dB以上が騒音性難聴を起こす可能性のレベルとされています。85dBは地下鉄の車内やカラオケの店内、工事現場の音相当です。それを週に40時間以上聞いた場合には、確かに騒音性難聴のリスクは高まります。

でも、ほとんどの人はそれだけの大音量でイヤホンやヘッドホンを長時間使ってはいないと思います。イヤホンやヘッドホンをしても、周囲の音が聞こえるくらいの音量に調節して、一日中、使用するようなことがなければリスクは高くはありません。とはいえ一度大きな音量に慣れてしまうと、音量を下げたときに物足りなく感じるかもしれません。お子さんがイヤホンやヘッドホンを最初に使うときには、周囲の音が聞こえるくらいに音量を調節するようにアドバイスしてあげてほしいと思います。

⑨匂いが感じられない？　コロナの後遺症？…うそ

・そもそもコロナだけに後遺症があるのか

コロナにかかってからしばらく経っても体調が戻らない、症状が治らないという人が結構いるようです。

コロナの後遺症は、コロナの薬で治るんじゃないかと思っている人がいるみたいだと、この本の取材を受けるなかで知りました。ほかのどんなウイルスのときもそうだと思いますが、コロナが治ったあとにはコロナはもういません。コロナが残した見えない傷跡が、なんらかの症状を起こしている、その人を苦しめているということになります。

コロナにかかったあと、どのような症状があるのか、何が自分を苦しめているのか、症状をはっきりさせることが大切だと思います。

私の感じているコロナの後遺症は、ウイルス感染に伴う副鼻腔炎のトラブル、高熱により異常に活性化された免疫システムからくるトラブル、精神的なＰＴＳＤみたいなトラブルの３つに大別されるんじゃないかと思っています。私は専門の分野が耳鼻咽喉科なので、私の目から分かる範囲での考え方ですが、今度新しい感染症が起こったら、感染症科の先生だけでなく、耳鼻咽喉科や、呼吸器科などの複数の科の先生も交えた、医療チームで対策してほしいものだと思います。

・嗅覚障害、副鼻腔炎の治療で治る人もいる

コロナの特徴的な症状として「匂いが分からなくなる」が注目を集めました。熱が下がって、体調もまあまあ回復したのに、匂いが分からないから味も分からない。人生の楽しみが減った、コロナの後遺症は怖いと世間でも騒がれました。

匂いを感じられなくなる嗅覚障害には3つの種類があります。

1つ目は「気道性嗅覚障害」といって、匂いを感知する嗅粘膜まで匂いが届かなくなった場合です。2つ目は左右の鼻の穴の天井部分にある嗅粘膜が障害を受けている「嗅神経性嗅覚障害」、3つ目は頭のけがや病気で脳にダメージを受けた場合に起こる「中枢性嗅覚障害」です。これらのうちコロナと関係するのは気導性嗅覚障害と嗅神経性嗅覚障害とよくいわれていますが、多くのコロナ患者を診てきた私はほとんどが気道性嗅覚障害と判

断しています。

気道性嗅覚障害の主な原因は副鼻腔炎です。副鼻腔は鼻の周りにある骨の空洞のことで、左右に各4つ、合計で8カ所あります。ウイルスや細菌によって鼻腔に炎症が起こると鼻腔と副鼻腔をつなぐ管がふさがってしまい、細菌やウイルスが繁殖してしまいます。膿《うみ》になったものは鼻水や痰として排出されます。調子の悪いときに黄色や緑色の鼻水が出ることがあると思いますが、副鼻腔炎の症状の一つです。症状は匂いが感じられにくいだけでなく、倦怠感、頭痛、咳、息苦しさ、発熱などさまざまで、これがまたコロナで現れる症状と似ているために、匂いの障害がコロナの後遺症といわれてしまうゆえんです。

顔のレントゲンや、スコープを使って鼻の奥をのぞくと膿がたまっているのを確認することができますが、スコープのない内科では診断ができません。内科の先生はおそらく顔のレントゲンも撮りません。診断ができないから副鼻腔炎に効果のある薬は偶発的にしか処方されません。したがって治らない、場合によってはさらに悪化してしまうという状況が起こってしまうのです。

急速な症状は急性副鼻腔炎と呼ばれますが、3カ月以上症状が続いていると慢性副鼻腔炎と呼ばれます。コロナにかかって匂いがしないという人は、副鼻腔炎になってしまっている可能性が高いのです。内科で治療をしても治らず、匂いがしないと悩んでいるのなら、耳鼻咽喉科で鼻の中を診てもらいましょう。

治療には抗生物質と、痰の排出を助ける去痰薬を使います。副鼻腔炎では膿をしっかり除去する必要がありますから、抗生物質は必須です。

それにしても1カ月以上、匂いが感じられないと不安になると思いますが、炎症が激しいと匂いを感じるシステムが一時的に壊れてしまうことがあるのです。膿がなくなり、そのシステムが戻れば匂いは戻ってくることが多いです。

実際、全員とは言い切れませんが、コロナ後の嗅覚障害を、副鼻腔炎に準じて治療をして治った人は多くいます。そしてコロナでなくても、いわゆる風邪症状後に嗅覚障害が起こり、副鼻腔炎に準じて治療を行ったところ回復した人も何人もいました。

ウイルス感染後の副鼻腔炎、それに伴う嗅覚障害はコロナだけの問題ではないはずなのですが、コロナだけで、しっかり研究されている印象があります。

⑩ 声が出にくくなった。何か大きな病気？…どちらともいえない

・声が出にくい、変になる理由

なぜか声が出ない、喉が痛くて声が出ない、大声で歌ったら声が出ない、高い声が出なくなった。時折声のトラブルで受診する人がいます。会社員や主婦、学校の先生、芸人、歌手、ライブ間近の声優、思い出せば、さまざまな人のさまざまなシチュエーションでいくつかの疾患がありました。一人ひとり、オンリーワンの人生を歩んでいるなあと、今思い起こすと感じます。

声が出にくくなる原因はいくつかあります。軽い病気もあれば重い病気もあります。片方の声帯が動かなくなると、危険なものではないかを調べるために、甲状腺や胸の真ん中の上のほうを確認しないといけなくなります。声帯やその周囲に悪いものや怪しいものがあったり、物理的な刺激で声帯が膨れていたり、乾燥して声帯に隙間ができてしまっていたり。何が起こっているかは、ファイバーで声帯を確認しないと分かりません。声帯専門の先生たちは、さらに高度に声帯の動きをストロボスコピーのような動画にできる医療機

器を使用するようです。

声は空気の通り道である気道を通って口から出てきますが、その際、首のちょうど真ん中あたりにある声帯は閉じた状態になります。気道の左右にある声帯は、呼吸時には離れて気道を広げ、声を出すときには左右がピタッと閉じて振動します。その振動数によって高い声や低い声を使い分けることができるのです。

ところが声帯に炎症が起きてむくんでいると、左右の声帯がダボダボと振動することになり、だみ声みたいになったりします。声帯の一部が腫れたり、声帯が乾燥したりすると、完全に閉じ切らず声帯の触れ合わないといけない部分の一部に隙間があいてしまったりします。すると、声がかすれる、声が出ない、声が低くなってしまうなどの症状が現れます。

なんのきっかけもなく声の異常が出るときは、声帯が乾燥していたら、保湿、鼻呼吸を推奨します。口呼吸になるとより声帯まで乾燥しそうな印象があります。

・喉の乾燥対策

喉の乾燥を防ぐ方法として、水分をこまめに取るとか、部屋を加湿するとかいわれていますが、これには誤解があると思っています。

外の冷たくて乾いたほこりっぽい空気を、温かく湿らせてほこりを取り、肺に送るのが鼻の役割だと思います。鼻が詰まって口で呼吸をすると、そのすべてを口がしないといけなくなります。あるいは、冷たく乾燥しほこりがあったまま肺に送られることもあるかもしれません。

ということは、喉の乾燥を防ぐにはまず、口呼吸をしないで、鼻で息をすることです。入ってくる空気を保湿するために、マスクも有効だと思います。

水分を取るのはあまり意味がないと思います。口呼吸で口の中が乾燥してしまう人には有効かもしれませんが、飲み物食べ物は、喉の上のほうや声帯、気管支、肺を通ることはありません。潤わせたい部分を潤わすことはできません。

温かい蒸気を鼻から吸うことが、喉全体と、声帯気管支を潤わす方法となります。医療用などの吸入器を鼻から使うことが最も有効ですが、日常では、温熱蒸しタオル作戦をおすすめしています。おしぼりやタオルを濡らしてレンジでチンして、ホカホカの蒸気を顔に当てて鼻から吸う。そして口から出す。あらゆる呼吸器系感染症に有効なんじゃないかな、と思っています。それから、熱めのお風呂。これも蒸気をたくさん吸えるので、鼻、喉、肺を潤わせると思います。ということは、自分で試したことはありませんが、スチームサウナや温泉も呼吸器系にはいいかもしれません。

それから、部屋の加湿器。これは微妙だと思います。確信はないですが、どちらかというとあまり意味はないんじゃないかなと思っています。

空気そのものを湿らせるのか、湿度を100%にするのか。

というのも、飽和水蒸気量（空気1リットルの中に溶けている水の量）、というものが考えの基本にあるからです。気温0℃では5g、10℃では9g、20℃では17g、30℃では30gくらいです。

つまり、部屋の温度が10℃なら、湿度100%で空気中に水が9g溶けていますよ、という意味です。それ以上加湿してしまうと、部屋の壁に結露が起きて、時に壁にカビが生えます。

ということは、10℃の湿度100%より、30℃の湿度50%のほうが空気は潤っているということになります。だから私は、加湿器を使うときは、部屋の温度を上げないと意味がないのではないかと思っています。加湿器を使うときは、部屋のカーテンや壁に結露しないように注意しつつ部屋の温度を上げたうえでの使用がいいかもしれません。ぜひ参考にしてください。

・無理して声を出したら声がかれた

声が変になるときは、確かに声帯そのものの感染症もありますが、何かほかに原因があることが多いように思います。

長時間のカラオケ、大きな声の出しすぎなど声を駆使すると、声が枯れやすくなります。わんぱく世代の子どもたちをまとめないといけない先生たちも、声を酷使しやすい職業のように思います。

実は発声の仕方を工夫すると声がかれにくくなります。これは断定していいと思います。ある若いオペラ歌手のタマゴがいました。たまたま私のクリニックの近くに住んでいたので時折受診していたのですが、多少、慢性化しそうな声帯の炎症があり、ポリープにならないか心配していました。その方があるとき、1カ月イタリアに留学しました。帰国後に診断してみると、心配していた声帯の腫れがなくなっていました。発声の仕方で声帯は良くなると聞いてはいましたが、実際にそうなんだと感心しました。

つまり、声の出し方です。オペラの声は、大きい声を目指しているというより、遠くまで届く声を目指していると聞きました。遠くに届かせるために、力を抜くのも大切なポイントだということです。矛盾しているようですが、実際はそうみたいです。

力を入れないためには、「声を捨てる」つまり、自分の声が相手に届いているかどうか確かめようとしない。届いているはず、と思って声を出す、というのも効果があるようです。分かりやすいお手本は、NHKの歌のお姉さんたちでしょうか。

声を回復させるには喉の安静も有効です。簡単にいえば、声を出さないということです。

声帯ポリープの術後も、しばらく発声禁止です。これは結構難しいです。ささやき声は声帯と声帯が触れ合わない感じの発声の仕方なので、小さな声でのささやきは大丈夫だと思います。

学校の先生方、声がかれたら無理をせず、声を休めてください。それができないときは、声を捨てる感じで力を抜き、歌のお姉さんのような声で低出力、高音量を試してみてくださいね。

・年のせい？　だんだん声が枯れてきた

まれに「年とともに声が出にくくなってきた」と受診する人がいます。だんだん声が変わっていくのは、一人ひとりの体質や、声の出し方などでそのように変わるんだ、と思います。私は治そうとする人に対しては、年のせいという言葉は使いません。

そういえば、声が出ないと受診してきた70代後半の方がいました。ご主人が亡くなって久しく、一人暮らしで、人と話すことはほとんどないということでした。声帯はやや乾燥している感じで、使わないから劣化していると判断し、治療はまず、話し相手を探しましょうとお話ししました。毎日楽しく、わいわいお話ししていたら、あちこちの発声に必要な筋肉はおのずと機能を回復してくるものだと、科学的根拠はありませんが、信じています。

私は、年齢による機能低下は、受け入れるか、原因を特定して克服を目指すか、どちらかだと思っています。

私も随分目が悪くなってきました。でもそれはそれと受け入れて、その状態でもパフォーマンスを維持できる方法を考えて、できる範囲のことを行っていこうと割り切っています。

ただ、使わないと劣化する。これはどの臓器でも同じだと思うので、使える臓器、感覚器、頭は、できるだけ使い続けたほうがよいと思います。

余談のなかでも余談ですが、私の人生の考えの一つとしてお話しします。

お釈迦様は、人生は苦労、「一切皆苦《いっさいかいく》」と仰っています。

特に「四苦八苦」すなわち「生老病死」。生きること、老いること、病気になること、死ぬこと、それはすべて苦しみであり人生は修行なのだと。

でも、畏れ多くも私は、考えようによっては、すべてが楽しい、うれしいって考えてもいいんじゃないかと思っています。

生きることもうれしく、老いることもうれしく、病気になることもとてもとても大変だけれど、これまた興味深く、死ぬことすら希望だ。

考えようによってはそんな心の持ちようを目指しています。

⑪ 子どもは中耳炎になりやすい？…ほんと

・鼻を上手にかめる子は中耳炎になりにくい

私たちの耳の中は外耳、中耳、内耳と3つのエリアに分かれています。中耳は鼓膜の裏側の空間にあたり、この部分にウイルスや細菌による炎症が起きて膿が溜まると中耳炎と呼ばれます。発熱、耳垂れ、聞こえが悪くなる、めまいなどの症状が出ますが、子どもの場合には先にウイルスによる感染症にかかり、その後に中耳炎を併発するケースが少なくありません。

私は、耳管という管が開いていれば中耳の液体が抜けていくはず、つまり、急性中耳炎、滲出《しんしゅつ》性中耳炎のときは耳管が開かないで詰まっているはずだ、と考えています。

子どもの中耳炎には、急性中耳炎と滲出性中耳炎の2種類があります。

急性中耳炎の場合、膿が中耳の中でいっぱいになり、鼓膜を圧迫します。鼓膜は、側頭骨という頭蓋骨に直接ついているようなものなので、それがはがされるかのように圧迫されると、頭全体が痛いような痛みが出てもおかしくはありません。さらに圧力が増してくると頭蓋骨に菌が侵入しようとしているようなものですから、体は必死になって抵抗しようと、高熱でばい菌を倒そうとします。耳管という管が開いて喉のほうにばい菌や圧力が抜けてくれれば中耳炎は治ります。鼓膜に穴が開いて、耳から膿が出てくることもあります。そうすると、見た目は気持ち悪いし、なんとなく心配になるお父さんお母さんもいらっしゃいますが、中耳の中の圧力が抜けるので、本人にとっては痛みをはじめさまざまな苦痛がなくなって楽になっているはずです。

急性中耳炎は頭蓋骨の中の空間の細菌感染、と考えると、私としては、抗生剤を使わないという選択肢はありません。

急性中耳炎のときは鼻水をかむと痛みが悪化しやすいので、鼻水をかむときは優しく優しくしてくださいね。

一方、耳に水が溜まったままでいる状態を、滲出性中耳炎といいます。

これは痛くありません。耳管という管がふさがっているので、中耳から水が抜けない状態です。耳管が開いたら治る印象があります。そのためには鼻かみや適度な耳ぬきをすると効果があります。

耳ぬきは、鼻を押さえて、ゆっくりゆっくり鼻をかむように圧力を上げていきます。耳がボコッと、むわっとしたら手を放します。いきなり強くすると鼓膜に急激な力が加わって、かえって耳が痛くなりますから、ゆっくりゆっくりがいいです。

耳ぬきが成功すると3つの良いことがあります。1つ目は、硬くてふさがっていた耳管が開くこと。2つ目は、空気が中耳に入り鼓膜が外側に膨らんで水面が下がるので、多少聴こえが良くなること。そして3つ目は、プッチンプリンのように空気が耳管から抜けようとするとき、中の水も抜けやすくなることです。

スキューバダイビングでは耳ぬきは必須の操作です。印象的なダイバーがいました。普通耳ぬきは、耳に圧をかけて膨らませるだけなのですが、この人は逆に鼓膜をへこませることも自由自在にされていました。達人だ、なんて驚きました。

鼻のつきあたりのちょっと手前に耳管という管の入り口があるのですが、子どものなかには、アデノイドが大きくて、この管の入り口がふさがれている子がいます。アデノイドとは、扁桃と同じく、ばい菌と闘うもともとある組織なのですが、大きすぎると耳管をふさいでしまい、中耳炎の治癒を妨げてしまいます。そういう場合は手術でアデノイドを削ってあげると良くなることが多いです。

小学校に上がる前くらいまでは、感染症から中耳炎に移行してしまう子が目立ちますが、これを避けるためには鼻水を上手にかめるように親が指導してあげるのがいちばんです。

「まだちっちゃいから鼻かみなんて無理に決まっている」って思うのは何歳くらいまでなのかな?と思って、1歳から2歳くらいまでの子どものお母さんたち何人かに、鼻かみ練習を試してみてもらったことがありました。全員ではありませんが、1歳4カ月くらいから、鼻かみできたという人がいました。鼻かみは、まずはお風呂でふん!って、楽しい育児をしてみてください。

乳児の授乳に関しては、頭を立ててするほうが中耳炎になりにくいと思われます。飲んだミルクが、鼻のほうに上がってくると中耳炎が心配になります。耳は頭の後ろの外側にあります。上を向いて寝ると、耳は鼻、喉に対して下側に来ます。つまり中耳炎のリスクが上がることになります。

母乳をあげるとき、お母さんも疲れていると添い寝で母乳をあげたくなることもあるとは思います。気持ちもよく分かりますし、幸せの風景みたいな感じなのですが、中耳炎になりやすい赤ちゃんには、できるだけ赤ちゃんの頭は立ててあげてくださいね。

・鼻水や咳の薬で私が工夫していること

鼻が良くないと中耳炎になりやすい印象があります。アレルギーの鼻水ではなくばい菌系の鼻水。これは咳とも関係します。耳を治すためにも、鼻水・咳を対策しないといけない場合が結構多いです。

内科や小児科ではたいてい、抗アレルギー薬、鼻水や痰を出しやすくする薬、それに咳止めの3点セットを朝昼晩服用するように処方しているようです。教科書に載っているような、伝家の宝刀的な組み合わせです。

私の処方のコンセプトは、「日中は出す、夜は止める」です。治すためには鼻水や痰を出す必要があります。一方、寝るときに喉に鼻水が流れてしまうと、咳がでたり、ひどいとオエオエってなってしまったりするので、夜は止める。夜中に咳が続くと子ども自身もつらいし、お父さんお母さんも眠れずにつらくなってしまいます。夜に飲む鼻水・咳を止める薬は、アレルギーの薬です。作用時間の長くない、とても眠たくなるものを選びます。そのほうが子どもにも、お父さんお母さんのためにもなるんじゃないかと配慮しているつもりなのですが、やはり、うまくいくときとうまくいかないときがあります。

薬は添付文書のとおりに使うのが基本です。けれど、薬の最適な使い方は、一人ひとり違うこともあります。効く仕組みや理由など分かれば、認められた使用量の範囲で応用できることもあります。薬について聞いてみたいことがあったら、その薬を処方してくれた先生に聞いてみてくださいね。ケンカ腰や、明らかに不信感のあるような姿勢でなければ、きっと快く説明してくれると思います。

⑫子どもが40℃の発熱。急いで救急車を！…うそ

・赤ちゃんの発熱はよくあること

赤ちゃんが初めて高熱を出したとき、親は驚き病院に連れて行かなくちゃ、なんなら救急車を呼ぼうかとうろたえます。小さな体で高い熱を出している我が子を見たら、いてもたってもいられません。その気持ちはよく分かります。

でも、赤ちゃんがぐったりしていなくて笑顔を見せているのであれば、多くの場合心配する必要はありません。

赤ちゃんがおなかの中で育つ状況は、今の医学をもってしても不思議なことばかりです。母親と赤ちゃんが違う血液型でもトラブルにはなりません。血液を通して栄養や酸素が送られているのに不思議ですよね。へその緒になんらかのしかけがあると予測はされているけれど、はっきりとした説明はついていないのです。けれどそういう不思議なことがいくつもあって、母親の免疫の力が小さな命を守っているのです。

神秘的な免疫が切れると赤ちゃんは、さまざまなウイルスと闘わなければならなくなり

ます。その最初の壁が突発性発疹《はっしん》ということがとても多いようです。ぐったりしていなければ治療の必要はありません。なぜか3日で熱は治まります。それとともに、典型的な湿疹が出てきます。たいていなんともないのですが、ぐったりしたり、けいれんを起こしたりしたら、病院に受診、または救急車を呼んでくださいね。

・発熱外来はなんのため？

「発熱外来」という、あたかも「熱ならなんでも診られます、お任せあれ」というようなこのネーミングは、ちょっと誇大広告のように感じてしまいます。

熱を出すウイルスはたくさんあるなかで、コロナのチェックだけは忘れない。時に、扁桃炎は見落とす。診察した先生は、患者さんが帰ってこないので自分が治したと誤解しているようですが、実はあとから耳鼻科が診ています。薬でなんとかできればよいですが、時に即座に病院に入院紹介なんてこともありました。

外が灼熱地獄のように暑くても、極寒であっても、熱がある患者さんを外で待たせる。私がもつ発熱外来のイメージはこんな感じです（あくまでも、これまでの私の経験であって、これから改善されていくはずだと思いますが)。

感染症の考え方は、性格を悪くさせる感じがします。結果的に社会が冷たく面白くなくなっていくように思います。それは犯人探しと弱者放置のようです。

「咳が出る、妻からうつされたんだけど」とか、よく聞きます。私としては、咳が出る、だけで十分です。犯人探しの考え方に続くのは、その人のせいで、という責任追及。もし、奥様からウイルスをもらったのなら「一緒に治そう」と言ってあげてほしい。すてきな夫婦関係が始まるかもしれませんよ。

どんなウイルスでもそうですが、もらったら全員発症するわけではありません。もらっていても、まったく元気な人もいるのです。理由は分かりません。でもそういうことはあります。ということは、「君にウイルスをもらって発症しちゃうなんて、俺も弱かったんだよ」なんてことも、本来は一理あるのかもしれません。

咳や熱でつらそうな人をみると、あたかもその人が汚いもののように遠ざかる。

発熱外来では、医療の専門家が国のお墨付きを受けて、当然のように患者さんをそう扱い、みんなもそれを当然として受け入れている。

本来なら、熱が出てつらそうな人をみたら「大丈夫ですか?」と近づいて、寒ければ「暖かいところで休んでね」と言ってあげるのが普通だったはずですよね。それが人情だと思いますし、そのほうが、心豊かで明るい雰囲気になると思います。

自分もうつらず、周りの人にもうつさないで、いたわれるのが医者であってほしいと願うのは、私だけではないんじゃないかと思います。


それから、熱は何かの結果です。

おなかが痛くて熱があるなら消化器系の内科の先生、咳と熱があって苦しいなら呼吸器科の先生、喉が痛くて熱があるなら耳鼻科の先生に診てもらったほうが、熱の原因とその治療がより速やかにできるように思います。ただ、熱があったら診ないという先生もいるそうなので、なんとも言いづらいのですが。

⑬ 首が腫れた。顔が腫れた。受診するのは整形外科？…うそ

・こぶとり爺さんは鬼に助けてもらった？

首に腫れが見つかったとき、何科を受診するか悩むと思いますが、第一選択は耳鼻咽喉科です。首から上、目より下の異常は、腫れでも、くぼみでも、痛みでも、ぶつけても、なんでも耳鼻咽喉科です。

昔話に出てくる『こぶとりじいさん』は良性の耳下腺腫瘍だったのではと推測します。こぶを取ったのは鬼ですが、実は良い医者だったのかもしれませんね。

・首、顔に異常を感じたら耳鼻咽喉科「唾液腺炎」

首、顔に異常を感じたら、耳鼻咽喉科でなんとかなると思って間違いないと思います。

この本の取材をしたスタッフの印象では、この領域ではおたふくかぜのイメージが強いようでしたが、むしろそれは少ないです。

おたふくかぜに関連するケースでは、「何度もおたふくになるんです」という相談が

あったことがあります。唾液の出口は頬と、舌の裏にあるのですが、ここが緩くてばい菌が入りやすいと唾液腺炎を繰り返すことになります。唾液腺マッサージで、唾液腺の中のばい菌たちを押し出しながら、抗生剤でたたくと治ります。これはおたふくかぜではありません。おたふくかぜは、ムンプスウイルスというウイルスの病気です。本名は、流行性耳下腺炎という特殊な耳下腺炎です。抗生剤は効きません。

ご飯を食べるとき、あごの下が腫れてとても痛くなった。しばらくしたら少しずつ痛みが取れ、小さくなることもありますが、そのままカンカンに腫れ続け、痛み続けることもあります。これは唾液腺管の閉塞の症状です。舌の裏の真ん中の筋の両脇のふくらみも唾液の出口なのですが、そこが詰まることで起こります。ご飯を食べると唾液が一気に生産され、排出されますが、その管が詰まるので腫れて痛くなります。完全に詰まってはいないのならば、徐々に唾液が流れ出て痛みも腫れも引いてきます。完全にふさがっていたら、いつまでも痛いです。唾液腺の管が炎症を起こしてふさがっているのか、唾石のような物理的な障害物があるのかもしれません。

治療としては、抗生剤で細菌感染による炎症を抑えつつ、唾液腺マッサージで、唾液腺管の中の障害物を外に押し出すことになります。唾液腺マッサージは、スポンジを手のひらで包み込んで優しく押し出すような感じで、唾液腺を手のひらで優しく包み込んで絞り出します。ちょうど、恋人同士が、いとおしみつつキスをするような姿勢に似ています。ぜひ、パートナーにしていただき、愛を育んでくださいね。あるいは、僕の唾液腺マッサージをしてくれ、って、プロポーズの言葉になるのでしょうか？　私のなかでは、耳鼻咽喉科的少子化対策疾患です。

・首、顔に異常を感じたら耳鼻咽喉科「顔面神経麻痺」

顔がしびれる、動かなくなる顔面神経麻痺。これも、突発性難聴のように命に関わることはありませんが、早く治すには、できるだけ早く受診したほうがいいです。

顔面神経麻痺は、まず顔がしびれた感じになり、目がつぶれなくなったり、水を飲むと口から水がこぼれるようになったりします。なんといっても、見た感じが左右アンバランスになり、自分で自分が許せない感じになってしまう人もいます。でも、麻痺している側の顔のしわは取れます。

顔面神経は、脳から出て骨の中のトンネルを通り、耳の前に出てきます。その骨のトンネルの中の神経の炎症で麻痺が起こります。ほとんどが原因不明ですが、一部に帯状疱疹ウイルスが原因のこともあります。通常、炎症が起きると膨れてくるのですが、骨のトンネルの中では膨れられず、ぎゅっと閉まってしまうので、その先の神経が動かなくなるのです。この炎症でぎゅっと閉まっている状態をいかに早く開通させてあげるかがカギとなります。そしてそれが治療となります。

顔が動かなくなったら、できるだけ早く、2、3日のうちに耳鼻咽喉科受診をおすすめします。

・首、顔に異常を感じたら耳鼻咽喉科「鼻骨骨折」

顔面骨折や鼻骨骨折も、耳鼻咽喉科領域の疾患です。鼻骨骨折は、2週間以内なら徒手《としゅ》整復《せいふく》ができます。徒手整復は、具体的に説明するのは難しいですが、外来での小手術、くらいのレベルの治療です。病院の勤務医だった頃は、私もしていました。

それ以上を過ぎると骨が固まってしまうので、手で治すことはできなくなります。ただ、美しさを求めるときは、美容整形の先生にお任せしたほうがいいと思っています。顔面骨折の場合は、上の歯が斜めになって噛めなくなってしまうことがあるので、基本的には全身麻酔で、歯科口腔外科の先生にも入ってもらい、大掛かりな手術になります。

いずれにしても、美しさという意味ではない顔のトラブルは、耳鼻咽喉科です。

・首、顔に異常を感じたら耳鼻咽喉科「甲状腺」

私はかつて、甲状腺の超音波診断の担当をしていました。甲状腺の悪性腫瘍をみていたこともあります。悪性腫瘍の場合、私のクリニックでは、確定診断の前の疑いの段階で、病院に紹介しています。また、甲状腺の急性の炎症も、単にそこの炎症が起こっているだけでなく、甲状腺ホルモンが異常に分泌されることがあり、それに伴うトラブルが起こることがあるので、すぐに病院に紹介しています。

甲状腺疾患は時に命に関わることもあります。ごくまれですのであまり心配をしてほしくはないのですが、医師との出会い、病院の選択、それぞれが運命のようにも思います。

くびのしこりができる位置

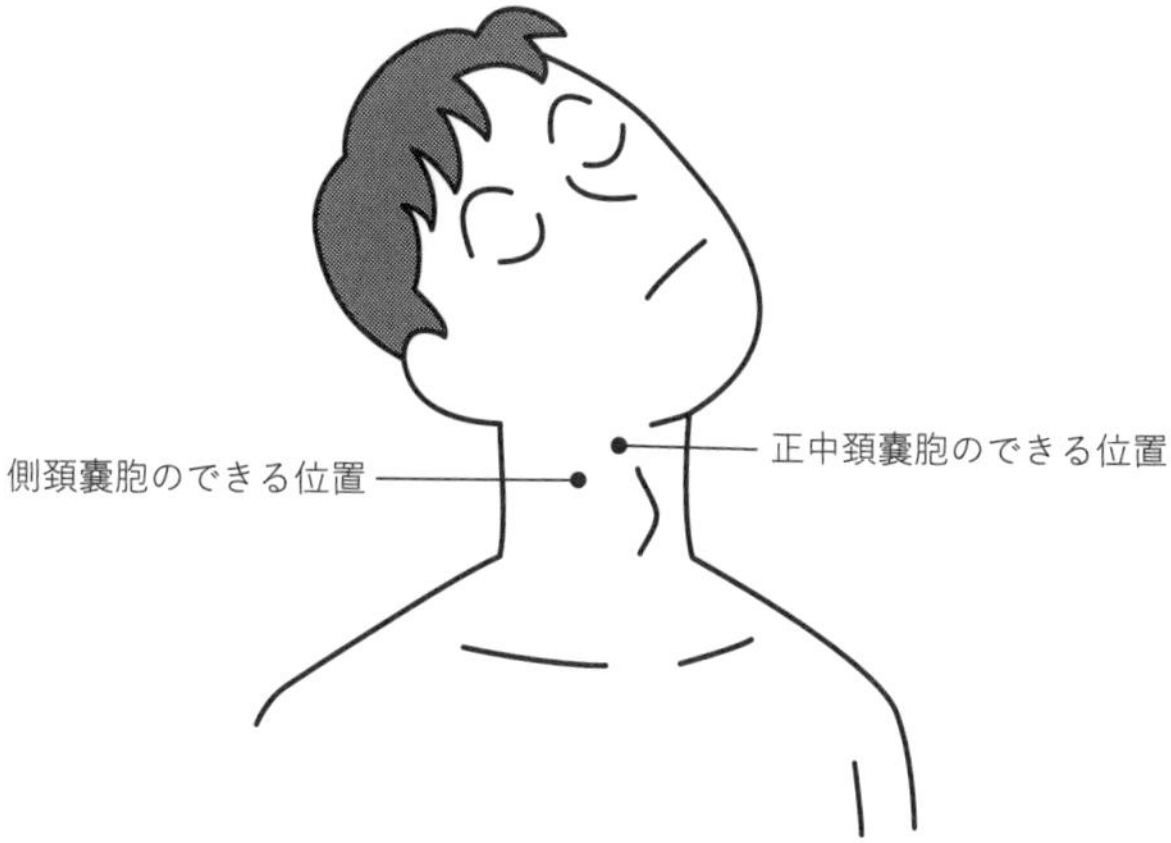

時事メディカルの記事をもとに著者作成

詳しく語ることはできませんが、私はどちらかというと、専門病院ではなく、総合病院を紹介することが多いです。

・首、顔に異常を感じたら耳鼻咽喉科

「首・顔の良性腫瘍」

耳下腺あるいは顎下腺が、時間をかけてやや硬くポッコリ腫れてくることがあります。年齢の高い人が多いように思いますが、これは耳下腺顎下腺の良性腫瘍のことが多いです。こぶとり爺さんは、耳下腺腫瘍の人がモデルだったのかもしれないなんて、ふと思ってしまいます。

それから「正中頸嚢胞《せいちゅうけいのうほう》」も首にしこ

りのようなこぶができる病気です。子どもの頃に気づくことが多いのですが、大人になってからぷっくりとした、卵でも入っているんじゃないかというようなふくらみがはっきり分かるようになる人もいます。首のやや外側に同じようなしこりができる場合は「側頸嚢《そくけいのう》胞《ほう》」と呼びます。

母親のおなかの中で甲状腺が形成されるときに必要な管があるのですが、生まれる前には管は閉鎖されてしまいます。この管が閉じずに残ってしまった状態です。痛みがなければそのままにしておいてもよいのですが、大人になってから痛みが表出したり、皮膚の外にしこりの中の物が漏れてきてしまったりする場合があります。私の経験では20代くらいに発症する人が多いです。喉ぼとけの辺りにポッコリとしたしこりを感じたときも、耳鼻咽喉科です。

⑭ めまいはお年寄りの病気？…うそ

・耳の石のめまい「良性発作性頭位めまい症（BPPV）」

耳が原因のめまいの場合、意識ははっきりしているけれど景色がぐるぐる回る、回転性のめまいが起こります。

耳の中の内耳、その中に三半規管というものがあります。三半規管は半規管が3個あるから三半規管というのですが、一つの半規管は、水を入れたホースが半円状になっているような感じです。その端っこに細胞が並んでおり、そこに毛が生えていて、その上に小さな石（耳石《じせき》といいます）が、砂利のように張り付いています。電子顕微鏡でしか見えないようなとてもとても小さな構造体です。

この三半規管の働きは、例えば車に乗っているとき、動き出したら目をつぶっていても動き出したと分かりますよね。これは、動くと三半規管の中のリンパ液がすっと流れて、毛の上の耳石が倒れる、すると、あっ動いた、と分かるようになっているのです。

もう一つ、人の首を強制的にグリンと動かす。すると目が横にひらっと動く。死んでい

耳の構造について

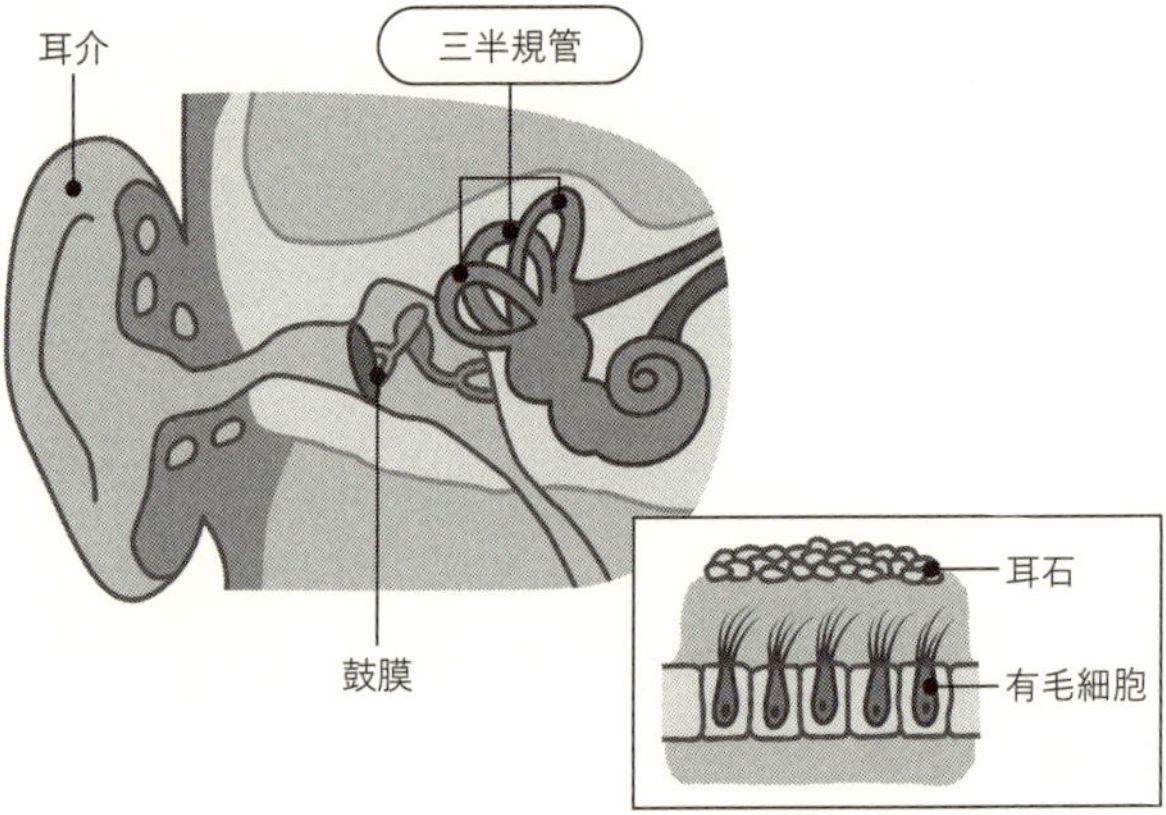

サワイ健康推進課サイトをもとに著者作成

る人に同じことをすると、目は茫然と真っすぐを向いています。オカルト映画のワンシーンのような恐怖を感じると思いますが、これは脳死判定の一場面です。

　つまり、首を強制的に動かすと、三半規管のリンパ液も強制的に急激に動き、目が勝手に動く。そういう反射が人間にはあります。

　めまいの話に戻りますが、この耳石が毛の上から偶然に外れてしまうことがあります。そうすると、寝ている人が横を向くと耳石がコロコロ流れ落ちていきます。すると、自分の意志とは関係なく目が動き出します。これがめまいです。自分が止まっているのに、周りがぐるぐる回って見えます。歩き出そうとすると倒れてしまいます。耳のめまいの典型的な症状は車酔いで、吐き気が来ることもあります。

そういうときは、落ち着いてください。どこかに引きずり込まれるような恐怖の体感がありながらも、同じ姿勢でいてください。同じ姿勢でいたらめまいが治まるかどうか確認してください。同じ姿勢で5分くらいして止まったら、それはおそらく耳石のめまい、BPPVです。怖いと思いますが、すぐに命に関わることはありません。落ち着いても、また頭を動かすとめまいが起きるはずですが、原因の当てがついたら安心だと思います。頭を動かすときは、地面に対して角度を変えないで、横に動かしながら、耳鼻咽喉科に行ってください。

きちんと診断がついたら、エプレイ法というのが治療のキモとなります。

一人ひとり、離れた耳石の大きさや動き方、三半規管の角度が微妙に違う可能性があります。Uの字になっているホースから、中に入っている砂利を出そうとするように、半規管をUの字のホースにみたてて、ぐるりと一周させるように頭を回転させていきます。

インターネット上に治療の方法があるようですが、マニュアル化、画一化されている内容のものも多いようです。これではうまくいかないこともあります。一人ひとり、三半規管の角度や、原因となっている耳石の形や大きさは一定ではないと思いますから、多少応用が必要かもしれません。

この疾患に限らず、医療は、マニュアル化、レディメイドの上に、オーダーメイドな感覚の上乗せが大切なんじゃないかと思います。

ここから先は、もしそうなったら、耳鼻咽喉科の先生にきいてくださいね。

私の印象では、このめまいに年齢は関係ありません。

・ストレス性の内耳疾患「メニエール病」

すごいストレスがあったり、とても疲れたりしているなかで、ぐるぐる回るめまい、片耳がなんとなく聞こえが変、という症状がそろったら、メニエール病の可能性があります。

眼振《がんしん》（眼球がけいれんしたように動いたり揺れたりすること）を伴うめまいと、片耳の低音を中心とする聴力低下が典型的な症状です。聴力の低下が中心である場合、初めてのメニエール病と突発性難聴の区別はつきません。突発性難聴にストレスは関係ありません。メニエール病にはストレスが大きく関わります。突発性難聴の治療はステロイド、ひどければ、入院紹介です。最初の治療がうまくいかないと元に戻りません。メニエール病の治療は利尿剤、あるいはステロイドです。よほどでないと入院の紹介はしません。こちらは、最初の治療でうまくいかなくても、いつの間にか治ったことがありました。

メニエール病の患者さんで、めまい症状がなかなか良くならない方がいました。詳しくはいえませんが、その人は今も不幸、10年後もますます家庭環境が厳しくなるというような状況でした。ストレスに伴う内耳疾患と考え、ストレスを緩和するために睡眠薬、いわゆる安定剤を用いたところ、軽快されたことがありました。数カ月後、状況はまったく変わっていないのに、安定剤も必要なくなりました。同じ現実も、とらえ方が変わるだけで病気やストレスから解放されることがあるんだなあ、と思わされました。

メニエール病は一般的には原因不明となっていますが、ストレスに伴う疾患だと感じました。私はストレスで耳が聞こえなくなることなんてあるものか、と信じ込んでいたのでかなり衝撃的でした。

その後もいろいろとお話をうかがっていると、メニエール病発症のきっかけは、漠然と生活の仕方云々ではなく、決定的なストレスがあることが多い、という印象が強いです。

ちなみに余談ですが、ベートーベンは、聴こえの症状のみの蝸牛型メニエール病ではないかと思っています。彼は2回聞こえなくなったといいますが、その割には作曲できていますし、聴こえなくなったときに両方とも遺書を書いていますから、精神的に追い詰められていたみたいですね。

・ストレスと自律神経について

自律神経には、体をアクティブに導く交感神経と、リラックスへと誘う副交感神経があり、2つの神経のバランスが大切です。一日のなかでも、眠るときは副交感神経が優位なほうがぐっすり眠れますし、バリバリ仕事や勉強をこなすときやスポーツをするときには交感神経優位になると集中力が上がります。

生活のなかで2つの神経のバランスがうまく取れていると体調も整い、心も安定しますが、バランスが崩れると、病気ではないけれどなんとなく不調と感じることが増えていく、というようにいわれています。

私は、軽い上気道症状（くしゃみ、鼻詰まり、喉の痛みなど）の総称として風邪という言葉を使いません。すべてがあいまいになってしまい、その次の論理的分析と対策につながらないからです。それと同様に、漠然とした心と体の不調を「自律神経失調症」とはいいません。

自律神経は、日常生活を送るうえでなくてはならない何かを、それぞれが独立に行っていると思っています。自律神経は自分で勝手に何かをしてくれています。

例えば、胃酸を出すのも自律神経の働きです。手は動かそうとすれば、自分の意思で動かせます。けれど胃酸は自分の意思では出せません。勝手に胃酸を出してくれている神経があるのです。それが自律神経です。自律神経失調といいたいときは、どんな自律神経がどのように機能不全になっているか考えます。ストレスで胃潰瘍になりそうなら、自律神経をどうこうしようとするのではなく、胃酸を出せなくしてあげる。腸も自分の意思で動かせませんよね。自律神経のおかげです。ストレスでおなかがぐるぐる動き出してきてしまったら、おなかの動きを抑える薬を使います。

ニュートンの万有引力をはじめとする自然科学の力学の観点からすれば、人間がこの小さい面積の足で立っていられることが奇跡です。力学では、あちこちのビルのように下の面積が上の面積より小さくなることはありません。スカイツリーもしっかり力学に基づいて建てられているはずです。

人間の足はお尻やおなかに比べてとても面積が小さいです。しかもそれが、歩いたり、飛んだり跳ねたりしても倒れないのです。まさに奇跡です。皆さんは奇跡に包まれて生きているようなものです。

その秘密は自律神経にあるはずなのですが、まだ十分には解明されてないのではないかと思います。ただ、どの自律神経が、どのような作用をしているか考えるようにしてはどうでしょうか。具体的な原因が分かれば、各々対策できる可能性が出てきます。

・楽しいことをするのがいちばんの治療

メニエール病の原因は明確にはなっていません。気圧の変動や女性ホルモンの影響ともいわれますが、最も大きな理由と予測されているのがストレスです。疲労、睡眠不足、心の不安定などによって自律神経の働きに影響が出るのではないかというのです。

私もこの意見には賛成です。

自律神経は裏で体を操り生命維持には欠かせないものです。呼吸、血圧、消化、体温調整、心臓の鼓動、ホルモン分泌など、意識的にはコントロールできない体の働きを担っています。

生活のなかで2つの神経のバランスがうまくとれていると体調も整い、心も安定するといわれていますが、これはどこかきれいごとのように感じます。

自律神経を整えるには、睡眠をしっかり取る、朝日を浴びて体内時計をリセットする、軽い運動をする、夜はぬるめのお風呂でリラックスする、バランスのとれた食事をするなど、いわゆる健康的な生活が推奨されます。でも、むしろそれがストレスになる人もいます。

めまいなどの体調不良の根本にストレスがあるのなら、ストレスを乗り越える気晴らしや、楽しい生活が大切だと思います。好きな音楽を聴いたり、映画や動画を見たりするのもいいですし、好きな場所へ出かけるのもいいですね。私は時折、好きなアーティストは誰ですか？　なんて質問をします。特に女性は、好きなアーティストの話となると生き生きと若返り、パーっと輝きだす人が多いように思います。アイドルやスポーツ選手など、お気に入りの人がいると答えた人には、推し活を楽しむことをおすすめします。好きなものを「好き」と自分で認めてエネルギーを注ぎ、心をさわやかに解き放ちましょう。

・そのほかの内耳性めまい「前庭神経炎」「外リンパ瘻」

そのほか私の経験した内耳性めまいといえば、前庭神経炎。何かに感染した感じは何もなく、聞こえもまったく悪くならず、ただ、同じ方向に目が動いている、そんな感じでした。何もきっかけはなかったです。ストレスも、関係なしです。

もう一つは外リンパ瘻。トイレで力いっぱい力んでいたら突然、片耳がまったく聞こえなくなって、激しいめまいが起きます。三半規管のリンパ液が、力みすぎたことにより破裂してしまったと考えられます。トイレで力みすぎるのはやめましょう。めまいだけでなく、脳卒中や、痔にもなりやすいです。

・一時的に脳に血が行かず起きるめまい

頭に血がいきわたらなくなってめまいが起こることもあります。脳に酸素がいきわたっていない状態です。血管という細長くて柔らかいビニール袋の中に、血液という液体が入っている。それを立てたいちばん上に、脳がある。この脳に血がいかないとめまいが起こるわけです。

私のクリニックでは、寝た状態での血圧と、立ち上がったときの血圧を比べて、自律神経の機能に異常がないか、異常な高血圧はないか、不整脈などありそうかどうか、血管の中に血液が十分に足りているかを確認します。シェロングテストといわれる検査みたいなものです。

寝ている状態と立っている状態では体内の環境は大きく変わります。寝ているときは、頭は横にありますから十分に血がいきわたりやすいです。立ち上がると急に頭は上に来ます。物理的に考えれば、柔らかくて細長いビニール袋の水は下に溜まり、脳にあたる上の部分に血は行きにくくなるはずです。ところが人間はそうはなりません。足の血管が開かないようになっており、心臓もそれに調子を合わせているからと考えられます。

立ち上がると高いほうの血圧が少し下がり、代わりに心拍数が少し上がるくらいが普通です。そう、血圧は一瞬一瞬変わっているのです。

立ち上がって血圧が下がりすぎると、めまいが起こります。一瞬下がって元に戻る人もいます。だんだん下がる人もいます。血圧は良くても心拍数が急に増えてしまうこともあります。

これらの結果で、血管の中に血液の量が不足する脱水、熱中症とか、血管が固くなっているんじゃないかな？　なんて類推できることになります。確証はないのですが。

ほかにも、貧血でふらつくとか、脳貧血があって、なんていう人もいます。貧血は血が薄い状態のことをいいます。確かに、貧血によって酸素を運ぶ量は少なくなりますから、女性の定期的な出血は貧血のリスクになります。婦人科の先生と相談しつつ、おいしく楽しく、鉄分をとって対策してくださいね。

不整脈、つまり心臓の血を回すポンプのリズムの不調でふらつくこともあります。こういうときは循環器の先生と相談してみてほしいと思います。

脳に行く血管が細くなっているんじゃないかな、なんて思うこともありました。これは、脳外科の先生に確認してもらってくださいね。

足のほうの血管が広がりすぎて、一時的に脳に血が行ってないんじゃないか、あるいは、一瞬脳梗塞のような状態になりかけたんじゃないかな、というケースもあります。これは、決定的な脳梗塞でなければ、脳外科の先生には、担当外（所管外？）です、と言われることが多かったと思います。血の巡りを良くするお薬で様子を見ましょう。

⑮ 医療に関するインターネットの情報は信じていい？…どちらともいえない

・「知るに時がある」診察の意味と、インターネットの情報

昔「フットルース」という映画のなかで、主人公が「すべてに時がある。笑うに時があり、踊るに時がある」と言っていたのを印象的に覚えています。聖書からの引用だったかもしれません。ふさわしいときにふさわしいことをするのがいい、といった意味だと思います。

私は「知るに時がある」。ふさわしいときにふさわしい情報を知る、これを逸脱すると不安が襲ってくる、と思っています。

今やインターネットは百科事典や辞書の役割を果たす、オールマイティな情報源です。とはいえ、どこから得た知識なのか不明確なものや、独断と偏見で書かれた内容のものもあり、正しい情報を選別するのは至難の業。特に医療や健康の情報はそのまま信じてしまうのは危険です。私たちが診察室で患者さんを診るときも、症状が似ていても詳しく検査

すると異なる病であったり、反対に症状が異なっても同じ病気の人がいたりします。

私は五感を使って診察します。診断をくだす前に、きちんと診察しようと心がけています。すると、患者さんご本人が感じている自覚症状と、私が確認している所見に違いがあることも結構あります。喉が痛いと言うわりに悪そうな所がない。鼻水が出ると言うわりに出ていない。逆に、鼻は詰まってないと言うわりに詰まっているように見える。喉は痛くないと言うわりに、何か白いぞ、とかです。その二つの事実を矛盾なく説明するのも、診察の重要な部分の一つだと思っています。また、ちょっと匂う、などの所見も診断に役に立ちます。ですので、診察できないＡＩとか遠隔診療は患者さんの自覚症状のみでの診療となります。それでいいのかなあと、疑問はあります。

インターネットの情報はたいてい正しいと思います。でも、今のあなたにふさわしい情報かどうか分かりません。丁寧に病気を解説しているものや、最新の治療技術を紹介しているものもあります。ただし、皆さんも経験があると思うのですが、自分の症状をインターネットで調べると大きな病気の症状といくつかが一致するのは珍しくありません。発熱、発疹、痛み、かゆみなどは、あらゆる病気の症状に当てはまりますから、複数の症状が書かれていれば、ひとつやふたつ自分の症状と合致してもおかしくないのです。

そうして「大きな病気かもしれない」と不安になれば、今までと同じはずの日常になんとなくモヤがかかってしまいます。いつも心に不安の塊があって、好きなことも楽しめなくなってしまうかもしれません。家族や恋人、友達にも不安な表情を見せてしまい心配させてしまう可能性もあります。思い切って相談してみると「大丈夫だよ」と言ってくれるかもしれませんが、そこにはなんの根拠もありませんから、余計に不安が募ってしまうこともあるでしょう。

インターネットでの病気の情報は参考程度にとどめておいて、不安になったら専門の医師を受診しましょう。そしてたいしたことがなければすぐに安心できます。不安に思う時間が長いほど、人生に不幸な時間が増えてしまいますから。

・「知るに時がある」病名と重症度を知るタイミング

私は医師としての責任を果たすうえで、緊張感を伝えようとするときと、不安にならないように工夫するときがあります。

耳鼻咽喉科が扱う病気のなかに急性喉頭蓋炎《こうとうがい》があります。喉の奥には食べ物が気管に入らず、食道へ向かうようにするための喉頭蓋という蓋があるのですが、ここで炎症が起きる病気です。悪化すると呼吸ができなくなり命に関わりますから、基本的には即座に救急車を呼んで、入院紹介です。ここで患者さんが「すぐに入院でもさせてくれ」と言うくらいかなり息苦しいときには、病状とニーズが合致します。けれども、見た感じは結構ギリギリだというときに、本人はケロッとしていることもあります。しかも治療は、場合によっては気管切開というかなり大事《おおごと》な治療になります。そういうときは、「あなたは危ない、大急ぎです。明日仕事がとか言っている場合じゃないです」と強く、診断名と危険度を認識してもらいます。

がんなどの、即死の可能性はないけれど、命をじわじわ奪おうとする疾患が疑われるときには話は変わります。そういう疑いがあって精密検査や最新の治療が可能な病院を紹介する場合は、まだ診断は確定していません。限りなくがんかもしれないと思っても、詳しく検査しないと本当かどうか分かりませんから、患者さんに予測で病名は告げないようにしています。予想の病名を聞かされるよりも、明確に診断ができ、その後の治療対策まで提示できる、責任を果たせる医師から話してもらうほうが本人や家族も安心だと思います。

「知るに時がある」。ふさわしいときにふさわしい立場の人から知らされるのが良いと思います。

・「知るに時がある」医療に関する情報番組、マスコミ

病気や医療の情報を紹介するテレビ番組はインターネットが発達した今も人気コンテンツです。放置しておくと恐ろしい病気や、気づかないうちに進行する病気を紹介したり、出演者の健康診断を実施して病気の認定をしたりと、視聴者が自分や家族に状況を置き換えて見入ってしまうこともあるようです。

こうした番組を好きな人もいると思いますが、これは他人事とわりきって見てください。真に受けてしまったら不安になるかもしれません。不安ならお医者さんに受診して、不安を払拭《ふっしょく》してもらうのもいいですが、多くはそれすら必要ないことも多いと思います。

何かのウイルス感染を10人見つけたら、マスコミが報道し、医師会が注意喚起し、ワク

チンありますよという話になって、高齢者は公費で接種しましょうという。こういった一連の流れが、あたかもビジネスモデルみたいになっているように思います。

本当は必要ないんじゃないかなと思いつつ、経済を動かすという意味では、善ということなのかな、なんて思います。これをどう思うかは、あなた次第です。

⑯一生飲み続けなさいと言われた薬。本当に一生ですか？…うそ

・多くの薬は体を治していない、コントロールしているだけ

ある程度年齢がいくと、体のどこかしらが「健康」とはいえない状態になってきます。生まれてから何十年と使ってきた体です。労《いた》わりながら付き合っていくしかないのですが、健康診断で指摘されたり、症状がつらかったりして医師にかかると薬を飲むようにすすめられます。本当は薬を飲まずにいつまでも健康でいられればよいのですが「薬を飲まないと危険です」と言われてしまうこともあるようです。

高血圧、脂質異常症、高尿酸血症、骨粗鬆症《こつそしょうしょう》など、すぐに命に関わるわけではないけれど「飲み続けてください」と医師から言われる薬には多くの種類があります。人によってはさまざまな診療科で、複数の薬を処方されているかもしれません。

医師が言うなら、となんの疑いもなく飲み続ける方もいますが、なかには薬を一生飲み続けるのは嫌だなと感じる方もいます。飲まなければいけないのは分かるけれど、処方し

てもらうために通院するのが面倒くさいと、途中で投げ出してしまう方、薬を中断してしまい、久しぶりに受診すると「一生飲み続けなければいけません。自分のためです！」と叱られて、また嫌な気持ちになってしまう方もいます。薬を飲み続けるというのは精神的な負担にもなっていくものです。私には叱るという感覚がないので、よく分からないのですが（ここでふと気がつきました。私は、叱る叱られるということを、嫌がる嫌がられると変換しているみたいです。叱るには、上下の関係を感じますが、嫌がるには上下の関係を感じません。叱られたら、上司に嫌がられてると思うのも、ストレス回避になるかもしれませんよ）。

でもその薬を飲み続けたら、本当に体は良くなるのか？　答えはＮＯです。

薬は体を治しているのではなく、症状を抑えているだけです。血圧を下げる、コレステロール値を抑える、骨が壊れるのを抑えるなど、血液検査や尿検査で示される数値をコントロールしているだけで、決して体が治っているわけではありません。これらの薬は、将来の重大疾患、脳梗塞、心筋梗塞などの予防のための薬です。薬をやめれば数値が戻ってしまうのは当然で、だからこそ、将来の重大疾患の予防のために薬を飲み続けなければいけないと医師は言うのです（本当にひどい糖尿病の方は、血糖のコントロールに重要な意味があります。別格な疾患です）。

これらの疾患は、治ると思われていません。「高血圧の原因をしっかり精査して、治療して、高血圧の薬を使わなくてもいい体にしてあげる」という先生は、たぶんいません。でも、治すとはそういう意味です。

本来、医師の仕事は「治すこと」だと私は思っています。私は、治せる疾患は治したいと思って診察しています。耳鼻咽喉科の疾患は治るものも結構あります。鼻水や咳が出るから「止める」薬を出すのは対症療法でしかありません。なぜ鼻水が出ているのか、なぜ咳が止まらないのか、原因を突き止めて、薬がなくても大丈夫にしてあげる、これが本来の「治療」という言葉の意味だと思います。私はまず、本来の治療を目指し、なかなかうまくいかなければ合格点を少し下げて、コントロール狙いの治療にシフトしていきます。症状を止めるのは治療としては合格だけど、１００％の治療ではありません。治らない病気、慢性疾患は仕方ないのですが、喉の炎症などの急性期疾患に対しては治そうという姿勢がいいと思います。

皆さんが漫然と長期に内服している薬の多くは、将来の脳梗塞や心筋梗塞の予防のために飲んでいるんだと思って、飲み忘れたからといって焦ることなく、不安になることなく、緩く薬と付き合ってほしいと思います。ただ、これは肝心、という薬はきちんと把握しておいてくださいね。考えるのが面倒なら、お医者さんにお任せしましょう。

⑰ コロナにかかったら必ず薬を飲む必要がある…うそ

・軽症者は自宅療養で十分治る

コロナが起きてから、医療に限らず、行政もマスコミも、とにかくいろいろ本末転倒が多い印象です。

私の診療方針は、まず目の前にいるあなたを治すこと。そのあとに周りにうつさないようにすることです。

コロナに効果のある薬の開発は今も続いています。発熱を早く抑えられる、後遺症が残りにくいなど、患者さんにとってうれしい効果の薬が完成したと話題になっています。

でも、コロナにかかったからといって必ず薬を飲む必要があるのかといえば、ほとんどの人にとって必要はありません。コロナはウイルスによる感染症です。症状が軽ければ、何もしなくても治ってしまいます。熱が高くてつらければ解熱剤、咳が多くて眠れないなら咳を和らげる薬を使うことはあっても、基本的には薬はいらないのです。診断をつける必要もないように思います。知らないうちに治ればそれがいちばんです。

ここで問題となるのが、症状が軽い、いわゆるコロナの軽症とはどんな症状をいうのかという点です。熱が40度近く出た、匂いが分からない、下痢をしているなど、つらい症状があると「自分は軽傷ではない」と思ってしまう人が多いのですが、それは誤解です。コロナの中等症以上の人というのは、呼吸困難や肺炎を起こしている人です。重症は人工呼吸器や集中治療室が必要な人に限られます。

厚生労働省の発表では、コロナが大流行していた2022年7月から8月にコロナと診断された人のなかで重症化した人は、50歳代以下で1万人に1人程度の割合でした。死亡した人に至っては、50歳以下では100万人に1人以下。若く健康な人にとって重症化のリスクはほとんどないウイルスになっていると感じています。

もちろん、重症化したら薬を使うといいです。

コロナの中等症以上にも入っていませんが、とてもとても喉が痛くなる方もいます。食べられないほどです。そんな方にはいい薬あります。いかがわしいものではありません。でも、ここでは言えません。

⑱ インフルエンザの薬はすべて怖い？……うそ

・以前は確かに怖い薬もあったけれど……

インフルエンザの治療薬といえば、以前はタミフルが有名でした。しかし服用後に異常行動やけいれん、意識障害などを起こした症例が公表され、子どもに服薬させるのは怖いと思った人もいると思います。

厚生労働省は2018年8月「処方の有無、種類にかかわらず、インフルエンザ罹患時には異常行動を発現する可能性があることが示唆された」として、未成年がインフルエンザに罹患した場合には発熱後2日間は目を離さないように注意喚起を行いました。

関係ははっきりしませんが、シンメトレルというパーキンソン病の薬がインフルエンザの薬でした。パーキンソン病は体が動かなくなってしまう疾患で、シンメトレルはそれを動かそうとするお薬です。これであれば、動かない人を動かそうとする、普通の人を暴走させることは、あり得るかもしれません。実際のところ、全員ではありませんが薬の副作用は偶然起こってしまう可能性はあるのだろうと思っています。

・一度の使用で効果のある薬

タミフルは今現在も使われていますが、ここ数年は一回使用するだけで高い効果が得られる薬が登場しています。私はイナビルをよく処方します。48時間以内に80％以上の人の熱が下がるだろうといわれている薬なので、私のクリニックでは薬を使ってから2日後に来院してもらうようにしています。たいてい熱は下がっているので、そこから鼻水や咳などの症状があれば治療を開始します。私もスタッフも、それでインフルエンザにかかったということは一度もありません。

それから医師のなかには、発熱から日にちが経ってしまうとインフルエンザの薬は効果がないという人がいます。けれど私としては、インフルエンザの増殖を抑える効果がありますから、発熱後、日にちが経っていても意味はあるんじゃないかなと思っています。

私は、基礎データを信じるタイプです。誰かの結論をあまり信じないし、参考にしないほうです。基礎からくる結論と同じ論調を信じます。

⑲ 薬局に必要な薬の在庫がない？…ほんと

・なぜか国がジェネリック医薬品を推奨する

医師から受け取った処方箋を薬局に持っていくと「ジェネリックにしますか？」と質問されることがあると思います。医薬品には特許期間が定められていて、最初に開発、承認、販売された先発医薬品は20～25年、独占して製造販売できる決まりになっています。特許期間が切れると、ほかの製薬会社が同じ有効成分、同一効果の得られる医薬品を製造販売できるようになります。後発品はジェネリック医薬品と呼ばれ、研究開発費がかかっていないので先発医薬品よりも薬価が安く設定されます。

患者さんからすれば同じ成分、同じ効果なら安いに越したことはありません。健康保険料も低く抑えられるため、厚生労働省もジェネリック医薬品の普及に力を入れています。テレビのコマーシャルで推奨しているのを目にした人もいるかもしれません。

しかし問題点があります。先発医薬品の値段が高すぎるのです。そして、厚生労働省はこれを認可するのです。特許期間が切れたあとに儲けがぐんと減ってしまうわけですから、特許期間中にかかる多大な研究開発費の元を取るため、それから儲けるためにも高価になるのは仕方ないのが現状です。結果的に医療費の抑制にはなりません。

それなのになぜ、これって独占禁止法に違反しないの？　なんて心配してしまうほど、露骨なまでにジェネリックを推進しているのでしょう？　私には意味が分かりませんが、きっと何かの意味があるのでしょう。

自然科学のルールはなんの忖度もなく、永遠に変わりません、結構単純です。けれど人の作るルールはいろいろ、私には難しいことが多いです。

・なぜ、薬の価格は毎年下がるようになっているのか？

実は、国は毎年、薬の保険点数、薬価を下げています。私はこの仕組みの意味がまったく分かりません。意味も分からず従っています。

薬の値段を毎年下げたらいつかタダになってしまいます。薬屋さんに倒産しろとでもいっているかのようです。ずっと同じ値段であることのどこが悪いのか分かりませんし、どうして製薬会社が国に、この仕組みを変えてほしいといわないのか、疑問を持っています。

私は、効果と副作用が完全には見積もられていない新しい薬より、昔から変わらず、効果を認められている薬のほうが価値があるんじゃないかと思います。

一部の人が使う高額な新薬は豊富にあり、みんなが使う当たり前の薬がないなんて、先進国としては恥ずかしいと思います。

・不正な製造と後発医薬品事件

ジェネリック医薬品メーカーが、中央集権的に多くの種類の薬を製造販売するようになっている印象があります。昔なら、山之内製薬のガスター®とか、小さな会社が少ない薬を責任持ってつくっていました。私は、小さな会社にいくつかの薬を別々に分担させるほうがいいと思います。

ジェネリックの医薬品メーカーの事故で、人が亡くなるということがありました。

小林化工が製造した水虫などの内服薬に睡眠導入剤の成分が混入していたことが分かりました。国が承認していない工程での製造を行っていた実態も明らかとなり、業務停止命令が発令され同年3月には工場を譲渡していますし、ジェネリック大手の日医工は10年以上前から品質試験で不適合となった錠剤を砕いて再加工するなどの不正をしていたとして処分を受けています。

全体に責任をもとうとするなら、事故は必ずあるものとして考えるべきだと思います。その事故の影響を最小限に食い止めたいはずですが、中央集権的に少ない会社で多くの薬を製造していると、今みたいにたくさんの薬が足りなくなってしまいます。

今の流れは、事故がなければ快適だ、という少年の理想みたいな世界を目指してしまっているように感じます。つまり、うまくいかないときにどのように対応すればいいの？　不具合があったとき被害を最小限に食い止めるにはどうしたらいいの？　といった、危機管理の意識が薄いように思います。

⑳ 漢方薬には副作用がない？…うそ

・薬には主作用と副作用がある

薬が体にもたらす作用はひとつではありません。いくつかある作用のうち、症状を和らげ病気の治療に効果のあるものは主作用、本来の目的とは違う望まない効果を副作用と呼びます。花粉症の薬を飲むと鼻水や目のかゆみはラクになるけれど、眠気や喉の渇きが出るなんていうのは、副作用の分かりやすい例です。

一般的にクリニックでは副作用が強く出ないように工夫して処方します。しかし、なかには副作用が強く、患者さんがつらい思いをする薬もあります。その代表が抗がん剤です。髪の毛の根元の細胞が破壊されるために脱毛が起きることがありますし、強い吐き気や体力の消耗で苦しむ人も大勢います。主作用が強い分、副作用も強いのです。

また、偶発的に、腎臓や肝臓が疲れて機能低下を起こすことがあります。これも副作用の一つです。腎臓が悪くなるとむくみが生じたり、肝臓に影響が出たりして倦怠感や発熱、発疹や嘔吐などの副作用が現れてくることがあります。

病気を治すために飲んでいるはずの薬で、別の病気になってしまうというのは本末転倒です。

・「妊婦も漢方薬なら安心？」そんなことはありません！

西洋医学の薬に副作用があるのは理解できるけれど、漢方薬なら問題ないと思っている人は少なくないはずです。妊婦が漢方薬を使うとか、アレルギー体質でも漢方薬なら安心なんていう情報が流れていて、うっかり信じてしまうと取り返しのつかない結果を招くかもしれません。

漢方薬にも副作用はあります。強い副作用をもつものもあります。私の感覚では、薬に東洋も西洋もありません。妊婦だから漢方薬という発想はあまりに安易ですから、噂を信じないでくださいね。

西洋医学の薬は、一つの薬に一つの有効成分しか入っていません。私たち医師も副作用を理解しやすいです。動物実験を行い、さらに人体実験も行われ、安全性を十分に確認してから一般の人への使用が許されるものでもあります。

一方、漢方薬は数千年の経験の積み重ねから生まれています。しかも一つの薬の中にいくつかの成分が混ぜられています。たくさんのお薬を合わせて一つの薬にしている印象です。経験は貴重かもしれませんが、人体に使用するものですから科学的な検証は必要なはずですが、この分子が体のこの部分に作用しているといった、基礎的な考察は不足しています。

医師も漢方薬を販売する製薬会社から説明を受けた程度の知識しかもっていないこともあります。そうした意味からも、私自身も漢方薬の処方には慎重にならざるを得ないのです。

・漢方薬で心不全を起こした症例

漢方薬のなかでも特に注意してほしいのが「麻黄《まおう》」を含むものです。交感神経を刺激するエフェドリンという成分が含まれていて、気管支を拡張する作用があります。

麻黄を含む漢方薬のなかの一つ「麻黄湯」は、麻黄のほか、杏仁《きょうにん》、桂皮《けいひ》、甘草《かんぞう》といった生薬が配合されており、発熱、頭痛、咳、鼻詰まり、寒気などウイルス感染にかかったときの初期症状に効果を発揮します。子どものインフルエンザの治療に使われることも多く、安全な薬という印象です。

しかし、分量には十分気をつけなければいけませんし、子どもや高齢者の使用には細心の注意が必要です。というのも、麻黄に含まれるエフェドリンは私たちの体内で分泌されるアドレナリンというホルモンにとてもよく似た働きをすることが分かっています。心拍数や血圧を上昇させ、集中力や注意力を高め、筋肉にもエネルギーを送ります。少量であれば呼吸をラクにしてくれますが、量が増えると鼓動がドキドキと強く速く打ち、心不全を起こしてしまう可能性があるのです。

私が病院に勤めていた頃のことです。ある夜、息が苦しいという5歳の少年が救急外来に来ました。日中に小児科で、喘息がひどいということで、麻黄とともに「五虎湯《ごことう》」という漢方薬を処方されたということでした。喘息なのかなと呼吸音を聞くと、喘息特有のヒューヒューピーピーという祭囃子《まつりばやし》のような音は一切聞こえませんでした。おかしいなあと思って血圧を測ると、心拍数180／分！　心臓はポンプです。血液を溜めて、出す、溜めて、出す、を繰り返しています。心拍数60／分なら、1秒に1回、溜めて、出す。十分に溜めて出せるリズムです。けれど、心拍数180／分では、1秒間に3回、溜めて出す溜めて出す溜めて出す、をすることになります。十分に溜まらないうちに出そうとするので、空振りのような状態になっていたわけです。頻脈、心不全ということになります。

心臓のトラブルは、胸が痛いか、重いか、息が苦しい、という感じです。一晩点滴しながら、心臓が止まる前に薬が抜けますようにとお祈りするしかない状態でした。夜は小児科の担当医の先生が診てくれて、なんとか無事でした。五虎湯も、麻黄が入っている漢方薬でした。

こじらせた風邪に効くとされる「小柴胡湯《しょうさいことう》」も副作用で死亡者を出したことのある漢方薬です。1992年頃には全漢方薬の1／4を占めるほど人気で、多くの人が服用していました。食欲不振、口に苦みを感じる人、肝機能障害や慢性胃腸障害にも使われていましたが、副作用による間質性肺炎が報告されるようになりました。間質性肺炎は肺の間質を中心に炎症を起こし、毛細血管への酸素の取り入れが悪化します。さらに低酸素血症から呼吸困難を起こす可能性もあり、非常に治りにくい病です。ただしアレルギー性の反応と判断されており、今も小柴胡湯は処方が続けられています。

とても恐ろしい例を二つ挙げてしまいましたが、本当にごくごくわずかな例なので、ほとんどないことです。注意はしても、恐怖や不安にはならないでくださいね。

漢方薬は植物の葉や茎、根、それから動物や鉱物などが材料として使われています。自然のものだから安心なんていうことはありません。イモ類の芽に毒性があるのは知られていますし、きれいな白い花を咲かせるスイセンは花も茎も根も毒性を含んでいて、誤って食べてしまうと嘔吐、下痢、発汗、頭痛などの症状が現れ、時には命にも関わります。植物のなかでも最強の毒を持つトリカブトは口にすると、唇や舌のしびれ、嘔吐から始まり、続いて足のしびれ、下痢、不整脈、血圧低下などの症状、最後は呼吸不全を起こして命を落とすこともあるのです。漢方薬の成分の「附子《ぶし》」は、トリカブトそのものです。

漢方薬は、その薬の名前からは中身が想像できない分、使用方法、使用量を守って慎重に使ってくださいね。

ちなみに、私の自然に関する基本的な考え方は、「自然は危険」です。

自然には、人に良いものと悪いものが混じっています。だから、自然のままは危険です。そんななかで、人類は歴史を積み重ね、多くの人が食べたらおなかが痛くなってこれはだめ、とか、これはおいしいとか、取捨選択してきた結果として、今の薬や食べ物が当たり前のものになっているのです。

ニラに似た植物は結構あるように思います。特にスイセンはよく似ています。でも食べると食中毒になります。よくニラだけ、毒草と似ているのに、おいしくて栄養があると分かったものです。それだけでも、きっと多くの犠牲があって、今は当たり前の知識になっていることが想像できます。

「自然は危険、要注意」です。皆さんが日頃当たり前に飲み食いしているものにこそ、とんでもない価値があると思います。

㉑ウイルスによる疾患に抗生物質は効かない？…ほんと

・細菌とウイルスの違いとは？

厚生労働省は2017年、医療機関に対して軽い風邪や下痢の患者さんに対する抗生物質や抗菌薬の投与を控えるよう呼びかけました。使いすぎると薬に対する耐性菌が体内に増えてしまい、将来的に抗生物質が必要になったときに薬が効かなくなってしまう可能性があると説明しています。

いったいなぜなのか、理由を理解するためには、ウイルスと細菌の違いを知っておく必要があります。

細菌は単細胞生物で自分と同じものを複製しながら増殖する性質を持っています。人の体内に入って増殖することもありますし、皮膚に貼り付いて増えていく場合もあります。体に悪影響を与える細菌には大腸菌、黄色ブドウ球菌、結核菌などがありますが、納豆菌や乳酸菌のように健康に役立つ菌もあります。体に悪影響となる細菌は、抗生物質の服用や、皮膚に抗菌薬を塗布することで退治することが可能です。

一方、ウイルスは単体では生きていくことができず、私たちの体の中にある細胞に入り込んで数を増やしていきます。よく知られているウイルスにはコロナ、インフルエンザ、ノロ、ヘルペス、風疹《ふうしん》などがあります。

細胞内のウイルスを退治するためには、体内の免疫システムが重要になります。まず、白血球の一種であるマクロファージがウイルスの情報を収集します。その情報がリンパ球の一種であるT細胞に伝わると、ウイルスに対抗するための抗体が作られ、ウイルスが侵入した細胞ごと破壊するのです。

ウイルスをやっつける薬はないのかというと、インフルエンザ、コロナ、ヘルペスには薬があります。そのほかはありません（アビガン®というお薬は、仕組みから考えるともっとたくさんのウイルスに効く可能性のあるお薬ですが、なぜか表に出てきません）。しかし人間には免疫という微生物と闘う仕組みがあります。たいていはこれでなんとかなっているように思います。予防接種であらかじめそのウイルスと闘う準備を整えていなくても、人類はこれまで滅ぶことなく生きてきました。人間の免疫は結構優秀なのかもしれません。

・抗生物質が咳や鼻水を抑えてくれることがある

ウイルスに抗生物質は効きませんが、ウイルス感染後に、副鼻腔炎や気管支炎症状に移行されているときは、話は別です。そのとき私は抗生剤を使います。ウイルス感染に続発する副鼻腔炎、気管支炎症状に対して対策するのです。

厚生労働省がいっているのは、必要なときに効かなくなるから「使いすぎるな」という話です。ウイルス性の疾患の前後でも、抗生剤が有効であろうと思われるときには抗生剤を使うべきだと思います。

ちなみに、私のクリニックでは、大人3種類、お子様3種類の抗生剤しか使いません。それでだめなら病院紹介です。それで結構うまくいっています。

私のクリニックの抗生剤で耐性菌ができても、まだ使える抗生剤はいくつもあります。

クラリスロマイシンという抗生剤は、耐性菌が山ほどあることが知られているのに、なぜか結構効きます。クラリスロマイシンのようなマクロライド系といわれる抗生剤は、結構抗菌作用以外にも研究されているようですが、そのほかの抗生剤は抗菌作用を中心にしか研究されていないように思います。本当はそれぞれの抗生剤に、特色のある未知の作用があるんじゃないかなんて思うこともあります。

㉒人生100年時代。予防医療が長生きの秘訣？…うそ

・私の医療の目標

医療の目標はなんでしょう。死なないこと、であるとするなら、それは不可能です。

私の医療の目標は、人は死ぬという事実を受け入れたうえで、死の直前までできるだけ頭は聡明で、足腰はしゃんとして、食べ物をおいしく食べられるというような、一言で表現すれば、死の瞬間まで高いＱＯＬ（Quality of Life：生活の質）の維持をお手伝いすること。すばらしい人生のお手伝いをすること。これが私の医療の目的であるといえそうです。

もう一つ、がんなどの生を脅かす病気をできるだけ早期に発見し、また重症の感染症も見逃さず、正確なトリアージを行い、不慮の死を遠ざけること。これもまた、医療の重要な目標といえます。

皆さんはどのような人生を送りたいですか？

とにかく長く生きたい、誰にも迷惑をかけずに生活したい、病気にならずポックリ死に

たいなど、思い描く希望があるでしょう。

今の延長が将来です。今を元気に生きましょう。そうしたら、それなりの明日が来ます。

・予防医学について

最近は予防医学という分野があるようです。これには大きく分けて3つの柱があります。

1つ目は「健康増進」で、今の健康状態を把握して、今以上に健康な体づくりを目指すというものです。健康診断や予防接種を受ける、食生活をはじめとするライフスタイルの見直し、適度な運動をするなどが該当します。

2つ目は「早期発見と早期治療」です。健康診断で完全な健康と認められなかった場合には、定期的な通院や精密検査を行い、病気をスピーディに治すのが目的です。

そして3つ目は「リハビリテーション」です。病気やけがをした体を健康に近づけるための投薬や生活指導とサポートがこれに当たります。すでに病気が治った場合には、再発を防ぐために力を貸します。

実際、総合病院のなかには「予防医学科」や「予防医療センター」などの名称を掲げ、健康なうちから生活に気をつけ病気の発症を防ぐための診察や治療を行っているところがあります。それだけ需要があり、国民の多くが不健康を予防するために医療の力を借りたいと望んでいるのかもしれません。

私は、予防してもたいてい人は病気になると思っています。予想とはまったく違う、考えてもみなかった病気になったりもします。病気のことはあまり考えないで、なったらなったとき考えよう、という考え方もいいんじゃないかと思います。私はそんなタイプです。

私の診療スタイルは、予防の努力をしていようがしていまいが関係なしに、今ある問題を正確に把握し、分析して、今の問題を乗り越えよう、です。スローガン的にいえば「過去は問わない、明日は分からない。今を正しく分析し、対策しよう。そして明るい明日を目指しましょう」です。

㉓ 家庭で耳掃除をしてはいけない…うそ

・耳掃除は家族のスキンシップ

耳掃除が大好きという人もいれば、耳の中を触るのが怖い、人に触れられるのが嫌という人もいると思います。掃除をしなければ汚れるような気もするし、したらしたで傷つけないか不安という声も聞こえます。どちらが正しいか知りたいですよね。

最近は耳鼻咽喉科でも「耳掃除は不要です」とか「耳掃除は家庭ではしないでください」とアナウンスしているようです。

でも私の診療方針は「耳垢は病気ではありません。耳掃除はご自身、ご家族でしてください。失敗したら、いつでも相談に来てください」です。ただし奥深くまでは触る必要はありません。耳の穴の入り口から1㎝ほどのところを綿棒や耳かきを使って優しく掃除すれば十分です。

耳の穴の鼓膜までの部分は外耳道と呼びます。外側には毛が生えていて、皮膚という組織になります。内側は毛のない粘膜という組織になります。粘膜は鼓膜の真ん中で作られ、鼓膜から外側に向かって少しずつ移動して、4〜5週間で軟骨のある部分、耳毛の生え際くらいの位置にたどり着きます。そしてそこで外耳道から剥がれ落ちて耳垢となります。ここまでは自然に出てきます。でもそこからは自然に出ません。内側にまくれこんだら中に詰まっていきます。時には、何もしてないのにきれいな方もいますが、基本的には耳掃除はしたほうがいいです。これは、解剖学からの結論と思っています。ですから、基本的には耳の入り口から軟骨がある部分、大体耳毛の生え際までを掃除すればきれいな状態を保てるのです。

しかし、耳垢を奥に押し込むような掃除の仕方をしていると、耳の奥に湿った耳垢が溜まって栓のようになってしまうことがあります。補聴器をしている方は、耳掃除をしていないと耳垢で栓をしてしまうことがあるので、定期的に家族が耳掃除をしてあげてくださいね。

お父さんお母さんも子どもの耳掃除をしてあげてください。お母さんの膝枕で耳掃除されるのは、良いスキンシップになるかもしれません。耳鼻科で取ろうとすると、なんだか「恐怖の耳掃除」みたいな空気になってしまうことがありますから、お子さんの心に傷がつかないか心配になります。ただ、失敗したと思ったら、恐怖の耳掃除を覚悟して来てくださいね。でも本音をいわせていただくと、耳掃除、鼻掃除は、お子様に限らず、皆さんに気持ちいいことをしてあげている、というつもりなんですよ。

若い方は、耳掃除が下手なら、パートナーにしてもらってください。パートナーのいない方は、僕・私の耳掃除をしてくれませんかって、パートナーを探してくださいね。耳鼻咽喉科的少子化対策です（冗談です）。

いずれにしても、失敗したときや、心配だったら、いつでも来てください。

ちなみに、ある患者さんからイヤホンと耳垢の関係を質問されたことがあります。耳垢を押し込んでいるようで気になる人もいると思いますが、基本的には心配はありません。イヤホンが入っているのは外耳道の手前部分ですが、定期的に耳掃除をしていれば耳垢を押し込むような事態は起こりません。

外耳炎を起こして痛いときや、湿疹がひどい方は、ヘッドホンのほうがいいかもしれません。

㉔アルコール消毒は手洗いよりも感染症予防になる…うそ

・石けんで手を洗うとウイルスは1万分の1に減らせる

コロナの流行以降、医療機関に限らず飲食店や店舗にアルコール消毒が常備されるようになりました。手にシュッと吹きかけ両手をこすり合わせると清潔になったような気持ちがします。コンパクトサイズのスプレーを携帯している人もいるかもしれません。

でも、私のクリニックではアルコール消毒のスプレーを設置していません。スプレーしたい方は手を洗ってくださいという意味です。私のクリニックのトイレは清潔です。すてきなスタッフがいつも掃除してくれていますから。

スプレーを置かないのは、スプレーをするよりも手洗いをしたほうが断然清潔になるからです。手や指についているウイルスの数は、水で15秒流すだけでも100分の1に、石けんで10秒もみ洗いし、流水で15秒流せば1万分の1に減らせます。手を洗ったあとにアルコールで消毒しても意味はありません。

もちろんアルコール消毒が無意味というわけではなく、手洗いができない場面では有効です。手洗いは細菌やウイルスを洗い流しますが、アルコールは乾燥するとき、細菌の膜を壊し、毒性をなくすものです。すべてのウイルスに効果があるわけではありません。だからこそ手洗いをしていれば消毒は不要なのです。

・除菌と消毒は意味が異なる

手や指を清潔にするアイテムには、「除菌」と「消毒」の2種類があります。同じように見えて、実は大きな違いがあります。除菌は菌やウイルスなどの微生物を取り除くことを意味しますが、除菌という言葉を使うにあたって「どんな微生物をどのくらい除去できなければいけない」という法律上の規定はありません。商品化にあたっては各業界が基準を決めているのが現状ですから、客観的に除菌効果をはかることはできません。いわゆる「当社比」のような形でしか表現できないのです。

一方、消毒は生きている微生物の数を減らすという意味です。すべての菌やウイルスを死滅させるのではなく、体に害のないように数を減らすとか毒性を失わせる効果のあるものです。除菌とは違い、消毒を名乗れるのは医薬品や医薬部外品だけです。購入する際にはラベルを確認してください。

結論としては、手洗いができない場合には、消毒用の製品で手と指を15秒ほどこすり合わせるのが有効です。でも、いちばん大切なのは手洗いです。

㉕エアコンで風邪をひいた…うそ

・扇風機の風が自律神経を狂わせる

暑い季節になると熱中症が話題にのぼります。「電気代がかかるから」とエアコンをつけない人もいますし、それほど生活に困っていなくても、光熱費を節約する習慣があると、少しくらいの暑さは我慢してしまう方もいます。また、「エアコンをつけると風邪をひいてしまうから扇風機で十分」と言う方もいます。

今年はテレビでも「エアコンをつけましょう！」とさかんに呼びかけていました。去年は東京では、小池都知事が「電力逼迫《ひっぱく》のため、エアコンの設定温度は28度にしてください」なんて発言があり、それは冷房か？　と突っ込まれていたような記憶があります。

扇風機は、体に風を当ててその気化熱を奪うことで、実際に温度を下げます。しかしずっと扇風機に当たっていると病気になります。扇風機に当たったままで寝てしまうと、目覚めたときにだるさや体の重さを感じることがあると思います。

その理由は表面の汗が風によって蒸発し、熱が奪われることで体が冷えることにあります。毛細血管が縮まって血液の循環が悪くなることで倦怠感が生じます。筋肉も冷えるので筋肉痛や関節痛を起こすこともあります。自律神経の乱れを誘発し、ますます体温調節が苦手になってしまう人もいます。また、窓を開けて夜風にあたって眠るのも扇風機と同じ原理で体調を崩しやすいので注意しましょう。

夜風と扇風機は体に良くないのです。

一方エアコンは、正しく使えば環境調整にはもってこいの家電です。私は医師になる前、大手機械メーカーに勤務していました。30年以上前のことなのでいっても大丈夫だと思うのですが、私の配属先の隣の部署は、潜水艦に搭載する空調を開発していました。潜水艦の中では、100％エアコンを使って生活しています。水の中では外から空気を入れられませんから、自分が吐いた空気を、エアコンで地上と同じ酸素量にしてもとに戻すわけです。潜水艦の隊員が風邪をひきやすいとはちょっと考えにくいと思っています。つまり、エアコンは悪くないわけです。一般家庭は潜水艦のように閉ざされた空間ではありませんが、それでも最近のエアコンは空気清浄機能や掃除機能がついているものもあり、きれいで心地よい環境づくりには欠かせません。

ただ、エアコンの風を直接受けてしまうと、扇風機や夜風のようになってしまい、体調を崩してしまいます。それでエアコンが濡れ衣を着せられてしまうのです。

エアコンは、エアーコンディショナー、空気調節器です。本来の使い方をすれば、あなたに快適な空気を提供してくれるでしょう。

・私のおすすめ熱中症対策　塩分、水分、おいしいご飯

熱中症は全年齢で気をつける必要があります。特に「健康のために塩分を控えている」という人は要注意です。

熱中症対策のためには水分補給が必要と思われていますよね。間違ってはいないのですが、大げさに考えると、水分を大量に摂取すると「低ナトリウム血症」と呼ばれる危険な症状を起こしかねません。体内に水分がたくさん入ってくると、浸透圧の変化によって、細胞の外側から内側へ水分が移動します。その結果、血管のナトリウム濃度が減少しててまいます。簡単にいうと、塩分が不足した状態です。そうなると手足のしびれ、頭痛、食欲不振、吐き気、倦怠感が生じたり、さらに悪化すると意識を失ったり、呼吸困難に陥ったりすることもあり得ます。

私の分析では、脱水は、体の細胞の水分と血管の中の水分の両方が奪われているように思っています。熱中症は、それに加えて体温調節の仕組みを司る自律神経の機能不全があると思っています。

なので脱水の予防法は、塩分・水分・おいしいご飯です。水をたくさん飲むとおなかパンパンになってご飯を食べたくなくなります。本末転倒です。ご飯を食べないで血液の中に塩分、たんぱく質が減ってしまうと、血管の中から水分が逃げて行ってしまいます。水分よりもおいしいご飯を食べることのほうが大切です。ちょっと脱水、熱中症っぽいかなと思ったら、ちょっとした水分と塩分、おいしいお漬物とお茶、なんてどうでしょう。

熱中症では、塩分・水分・おいしいご飯、それに加えて、自律神経が体温調節を思い出すまで、快適エアコン。それから仲間との楽しい会話。これがいいと思います。

㉖コンピュータ社会は人間の脳をダメにしている…ほんと

・脳を使うことで成人以降も脳は発達する

脳細胞は20歳を過ぎると減っていくといわれています。脳そのものも少しずつ小さくなり、記憶を司る脳の海馬という場所も縮んでいくのだそうです。脳の細胞には、シナプス（樹状突起）というものがあり、これが増えると頭は冴えているということになります。

このシナプスは、情報を伝達すると成長を続けるということです。つまり、たくさん頭を使えば、脳細胞は減っていったとしても、一つひとつの脳細胞のシナプスは増えていくので、頭は衰えないということになります。頭を使うというのは、勉強をするという意味ではありません。体を動かすのも、たくさん脳細胞が動員されています。いろいろな人に気を使うのも頭を使うには必要なのかもしれません。84歳にして、今でも現役バリバリの麻生太郎さんもかなり頭を使っているのだと思います。

20歳を過ぎても脳の機能が発達し続けるのですから、老いもまた楽し、です。

シナプスを増やし、一つひとつの脳細胞をより強くするためには、何かを具体的にすることが大切なように思います。

毎日のご飯の匂いを感じたり、時に変化を加えたり、散歩をして鳥の声を聞いたり、それがどこにいるのか探したり、外のヒヤリとした空気を感じたり、と五感を使いながら生活すると、コンピュータ社会では使うことのない脳細胞を使うことになります。体を動かすことも、コンピュータ社会では使うことのない脳細胞を使うことになります。スポーツもいいですし、歌うのもいいですし、ダンスも、旅行もいいと思います。ピンク・レディーを久々に踊るのもいいかもしれません。男性なら、何歳の方でも、田原俊彦さんの「抱きしめてTONIGHT」はかっこいいですよ。家族や友人を思い出し、自分を着飾り、直接会ってみるのもいいかもしれません。自由な発想で、楽しく、コンピュータ社会では使うことのない脳細胞を使ってみてくださいね。

コンピュータと通信が発達し、自宅にいながら仕事ができる人も増えていますし、仕事場に行くにしても車や電車での移動で運動をする機会はめっきり減っています。仕事中もパソコンの前に座ったまま、会議ですら画面越しに行われます。運動機能をほとんど使わずに生活している私たちには、脳の発育を促す要因は少なすぎるように思えます。

・人と人のコミュニケーションが脳細胞を増やす

余暇の時間にはスマホで情報を読み、動画を見る人も多いでしょう。電車内でもほとんどの人が画面から目を離しません。多くの人が目と耳だけで情報を得て、一日を終えています。こうした環境では左脳がメインに使われます。運動では右脳が主に使われますから、脳の成長に関係する部分を使えていないことになります。

何歳になっても脳を成長させたいと思うなら、意識して右脳を使うしかありません。そのためには運動をするのはもちろんですが、五感をたくさん使う生活を意識する必要があります。人とたくさん話して、人とのやりとりから喜び、楽しい、共感などの感情をもつこと。そして外へ出て自然と触れ合う。そうした昔からある人としての生活を少しでも取り戻せれば私たちの脳はいくつになっても細胞を増やし続けてくれるのです。

今はなんだかもやもやした時代のように思います。

24時間戦えますか！は、ブラックで駄目だというし、男は男らしく生きよ！女は女らしく生きよ！それがお互いの幸せになる！と言ったらなんとかかんとか言われるし、肩をたたきあって慰労しようとするとセクハラと言われるし。

時代錯誤と言われるかもしれませんが、人と人が対面し触れ合うシーンを増やすことが私たちの脳の退化を食い止めるどころか、活性化の、昔ながらの大きな手段だと思ってしまいます。

㉗ 更年期を過ぎると人生はバラ色？… ほんと

・自分のためにお金と時間を使える最高の世代

女性が閉経を迎える前後5年、合計10年間を更年期と呼びます。この時期は卵巣の機能停止に向けて女性ホルモンの分泌量が大きく変化します。そのためにさまざまな不調が現れ、それらを総称して更年期障害といいます。ほてり、のぼせ、発汗、動悸、情緒不安定、頭痛など症状は人それぞれですが、治療をしないと日常生活が送れないほどの人もいます。

しかし、この時期を乗り越えると、多くの女性が自分の人生を愛せるようになります。それまでは家事や仕事に追われ、自由な時間をほとんどもてずにいたはずです。人のためにお金と時間を使う日々に疲れた状態で更年期に入ったものの、ちょうど更年期が終わった頃に自分のための時間がもてるようになるのです。

体は元気になった、美容や食べ物についての知識も得てきた。この段階で「好きなもの」ができると女性は人生がバラ色になると私は思っています。好きなものは芸術や旅行、読書、映画鑑賞、スポーツなどどんなものでも構いません。アイドルに熱を上げてもいいのです。何かに夢中になって人生を謳歌するのに最適な時期がおおむね50歳以降です。更年期以降の時期にあたります。

日本の少子化の原因、女性が結婚しない原因が、不安だとおっしゃっている先生がいらっしゃいました。ということは、まさに、日本の若い女性たちは、漠然と、将来のことを怖がっているわけです。どうせ将来のことは分かりませんから、後先考えず、愛し合っちゃったらいいのに、なんて思ってしまいます。ここの部分は20歳代までの若い女性向けの人生設計の提言です。

子育てを前提に考えると、自由に愛し合い、自由に羽ばたける希望の閉経は50歳くらいなので、30歳くらいまでに出産を終えている方が、より楽しく輝ける時期が長くなることになります。

40歳を過ぎて、不妊治療を真剣になさっていらっしゃる方には、本当にせつない話題で申し訳ありません。子育てしながら、きらきらと輝いてくださいね。

何はともあれ、更年期以降が、仕事に、恋に、趣味に、どれをとっても女性の人生最高の時期だと思っています。

㉘ 鼻や耳に物を入れても危険はない？……うそ

・ほほえましい再犯率の高い症例

「鼻の中に物を入れてしまい取れなくなった！」と来院する子どもがいます。ビーズや粘土、いろいろな物がありました。結構大きなスーパーボールが出てきたときには「入れるとき痛くなかった？」と思わず尋ねてしまいました。取れてしまえばこっちのものと言わんばかりに「平気だったよ！」と胸を張る幼児の顔を見て、私は思わず苦笑いをしました。

耳鼻に物を入れるお子さんは、結構再犯率が高い印象があります。「あれ？また？もう趣味？病みつき？」なんていう会話をすることもありました。どうして入れてしまうのか理由は分かりません。

・鼻に入れると危険な物

注意してほしいのはボタン電池を入れてしまうことです。鼻に入れると粘膜が溶けてしまいますし、飲み込んでしまうと腸に穴を開ける危険性があります。わずか数時間、鼻の中にボタン電池が入っていただけで、左右の鼻の穴を隔てる壁に穴が開いてしまったという症例もあるほどです。

耳鼻咽喉科を受診して鼻や口から取り出せればまだ良いほうで、痛みと興奮で子どもが暴れてしまい全身麻酔下での手術で摘出するとなれば大事です。さらに手術後も抗菌薬などの点滴が必要になれば入院です。幼い子の場合には親と離れる寂しさでつらい思いをしなければなりません。

子どもの手の届くところにボタン電池は置かないでくださいね。

・耳の中がカサカサする！　いったい何が入っている？

大人の方の異物の場合、何が入っているか分かっている方が多いです。イヤホンのイヤーピース、綿棒の綿。時に何かガサガサいうと言われるときは、髪の毛のことが多い印象です。

「耳がカサカサいう、何かありそうだから取ってほしい」、と言われて耳をみてみると、何もないこともありました。「ハハーン、さては」、と思い、綿棒で鼓膜をさすると、「それそれ、それを取ってください」と。「これ取ると聞こえなくなりますよ。鼓膜の音です」つまりご自身が耳掃除したとき鼓膜を触ってしまい、その音を異物と勘違いされた、ということです。これは何度かありました。

少し不気味に感じられるかもしれませんが、耳の中に虫が入ってしまったケースもありました。ご本人はかなり不快なようでした。結局取れましたが、虫と格闘しました。詳しく語るのは気持ち悪いので止めておきましょう。

虫を追い出そうと、光でおびき寄せようとしたり、虫を殺そうと耳の穴に水を入れたりする人がいらっしゃるようですが止めておいたほうが無難です。虫によっては光に反応して耳の奥に入り込んでしまいますし、虫の羽で外耳道や鼓膜が傷つく可能性があるからです。異物感があったらまずは耳鼻咽喉科を受診してください。専用の器具で中をしっかり確認して取り出してもらいましょう。とはいえ、実は私自身は虫が苦手で「虫が入ってしまった！」と患者さんに言われると一瞬毛が逆立ちます。でも、きちんと処置するのでご安心ください。

㉙子どもの誤飲事故ナンバー1はタバコ？…ほんと

・その缶の中身、大丈夫ですか？

病院の救急外来に勤務していた頃、「赤ちゃんがタバコの吸い殻を食べた！」ということがありました。多くは大事に至りません。まず吐き出させようとします。大丈夫そうなら、心配しつつそのまま経過観察。大変そうならチューブを胃まで入れて胃洗浄です。

時折、缶ジュースに水を入れて、灰皿代わりにする方がいます。「それを赤ちゃんが飲んじゃった！」それでも対策は同じです。水分の中にニコチンが溶け出し、それが血管に吸収されると急性ニコチン中毒を起こします。タバコ2本分のニコチンが致死量といわれます。

タバコを誤飲したら、大きな病院へ行くのが無難です。

・喫煙率が下がっても、減らないタバコの誤飲

誤飲事故の原因のなかで最も多いのがタバコです。少し古いデータにはなりますが、平

成19年の厚生労働省の発表によれば、誤飲事故の原因上位3つは以下のとおりです。

1位「タバコ」33・6％

2位「医薬品・医薬部外品」17・6％

3位「玩具」7・7％

近年は電子タバコの普及で、さらに誤飲が増えていると消費者庁は注意を呼びかけています。タバコそのものを灰皿でもみ消す必要がないために、棒状のお菓子のように見えてしまうのかもしれません。

同じく消費者庁の調べでは、保護者が喫煙する家庭の2割で、乳幼児がタバコや吸い殻を口に入れた、または入れそうになったことがあると回答しています。さらに誤飲しそうになった年齢は0～2歳児が多いそうです。子どもの手の届くところにはタバコも吸い殻も置かないでくださいね。

㉚アレルギー検査は絶対に必要？…うそ

・検査結果に一喜一憂する必要はありません

私はアレルギーの検査は行っていません。アレルギー検査が示しているのは、素因です。あなたの鼻がアレルギーだという証明ではありません。アレルギー検査の表にひっそり出ている「非特異的IgE」というのが、今のあなたはアレルギー反応を示していますよ、という数値です。

10年間毎年子どものアレルギー検査をするお母さんがいました。その結論は、「結構変わるんですね」でした。そう、今年のあなたは去年のあなたと違うかもしれない。しかも擬陽性も結構多いようです。

それから、スギにだけ強いアレルギー反応が出た紳士がいました。そして、「スギアレルギーに効くお薬をください」と言いました。「スギでもなんでも、お薬は一緒です」と言って処方したら、がっかりされたことがあります。

検査をすることで「自分はアレルギーなのだ」と意識しすぎることで、負のプラセボ効果みたいになる人もいるような気がしています。

こういった理由で、花粉症のアレルギー検査は、参考にはなりますが、あまり重要だと思っていません。

おわりに

私は、物理化学的分野について大学と会社で勉強しました。

大学では「自然科学的に真理、あるいは事実というには、普遍性と再現性が必要だ」という認識と、会社で放射線科学分野の勉強をしていたときには、「物質の存在の証明には、物理数学的な（演繹的な）証明と、それを裏付ける実験結果（帰納的な証明）が必要」という認識を得ました。またそれとともに、「どんなに偉い人の意見よりも、目の前の事実を信じる」習慣もつきました。

医学部に入り医学を学んでみると、人体の構造があまりにも複雑なために、「こういう実験をしたらこういう結果を得た」「診察していたらこんな症例があった」「それを踏まえて、こんな統計が取れた」という、帰納的な分析しかできない分野だと感じました。と同時に、自然科学としては不完全だと思いました。

外科に入ってからは、知識や技術を習得しようと努力しつつ、多くの死にも遭遇しました。人間は死ぬのだという実感と、危険なサインを感じるトリアージの感覚を得ました。

実際、外科の技術の習得は3年では到底難しいですが、心臓、肺、消化器などの疾患の診断と、危険を感じる感覚は身についたと思います。

耳鼻咽喉科に転科し、生死には関わらないけれども、人を苦しめる疾患も多くあることを学び、中耳炎、鼻炎、咽頭喉頭炎、めまい、顔面の腫瘍など日常に限りなく近い疾患に関して学びました。

こういう経歴からくる価値観で、世の中と、耳鼻咽喉科などの疾患を分析しています。

私はコロナ禍も、比較的早いうちから、コロナを見切った！と思いながら診察していました。全体の流れには逆らわないようにしつつ、マスコミの報道には結構批判的な気持ちを持ちつつ、何人かの感染症の専門の先生と連絡を取りながら、診療してきました。

自分なりに明確な基準をもっていますので、なんの不安もありません。

けれど世の中はまだ、右往左往しているようにも見えます。

ゆるぎないものを基準に考えれば、きっと、ゆるぎない考えを持てます。

マスコミや人の意見といったようなふわふわしたものを根拠に生活していれば、混乱してしまい、不安になるんじゃないかと思います。

私みたいな考え方をする方は少ない、というか、いないんじゃないかなというくらい少ないみたいだということに、最近気づきました。

皆さんが不安に思ったり、疑問を感じたりすることは、コロナだけではないと思います。そういう巷にあふれかえる健康と医療の情報を私なりに分析して、信じてよいのか、信じてはいけないのか、こういう考え方でいいのではないか、など、少しでもお伝えできたでしょうか?

皆さんが勘違いしてきたかもしれない不安が解消されて、明るく楽しく、安らかな気持ちで日々を過ごせる助けになれたらうれしいです。


最後まで本書をお読みくださりありがとうございました。

そして、これまで出会ったすべての皆さん、ありがとうございました。

皆さんのすばらしい人生の、わずかなスパイスにしてください。

機会があれば、またお会いしましょう。それでは、また。

小田切恵三郎（おだぎり けいざぶろう）
上石神井耳鼻咽喉科　院長

大阪大学基礎工学部卒業後、住友重機械工業での勤務を経て浜松医科大学に進学し、医学の道を歩み始めた。浜松医科大学第一外科（心臓血管外科、呼吸器外科、消化器外科、救急科、乳腺外科、小児外科）に入局したあと、耳鼻咽喉科に転科。２００６年に上石神井耳鼻咽喉科を開業し、現在に至る。

本書についての
ご意見・ご感想はコチラ

真に受けると損をする
医療常識のうそ？ほんと？30

二〇二四年十二月十六日　第一刷発行

著　者　小田切恵三郎
発行人　久保田貴幸
発行元　株式会社　幻冬舎メディアコンサルティング
〒一五一-〇〇五一　東京都渋谷区千駄ヶ谷四-九-七
電話　〇三-五四一一-六四四〇（編集）
発売元　株式会社　幻冬舎
〒一五一-〇〇五一　東京都渋谷区千駄ヶ谷四-九-七
電話　〇三-五四一一-六二二二（営業）
印刷・製本　中央精版印刷株式会社
装　丁　村上次郎

検印廃止

Printed in Japan　ISBN 978-4-344-94861-7　C0247
幻冬舎メディアコンサルティングＨＰ　https://www.gentosha-mc.com/